常见疾病知识普及系列丛书

走出 高血压
认识和防治误区

杨玺 编著

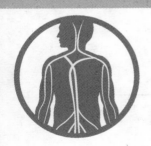

U0322783

 西安交通大学出版社
XI'AN JIAOTONG UNIVERSITY PRESS

内容提要

本书以科普读物的形式就如何从认识、预防和治疗高血压的种种误区中走出来等内容向读者做了详尽的阐述。其内容新颖、系统、详细、实用，适合于广大群众，尤其是高血压患者阅读。同时，对于临床医生也具有一定的参考价值。

图书在版编目(CIP)数据

走出高血压认识和防治误区/杨玺编著. —西安:西安交通大学出版社,2013.4
（常见疾病知识普及系列丛书）
ISBN 978-7-5605-4740-4

Ⅰ.①走… Ⅱ.①杨… Ⅲ.①高血压-防治 Ⅳ.①R544.1

中国版本图书馆 CIP 数据核字(2012)第 289784 号

书　　名	走出高血压认识和防治误区
编　　著	杨　玺
责任编辑	秦金霞　王　磊
出版发行	西安交通大学出版社
	（西安市兴庆南路 10 号　邮政编码 710049）
网　　址	http://www.xjtupress.com
电　　话	（029）82668357　82667874（发行中心）
	（029）82668315　82669096（总编办）
传　　真	（029）82668280
印　　刷	西安明瑞印务有限公司
开　　本	880mm×1230mm　1/32　印张 5.125　字数 117 千字
版次印次	2013 年 4 月第 1 版　　2013 年 4 月第 1 次印刷
书　　号	ISBN 978-7-5605-4740-4/R·280
定　　价	19.50 元

读者购书、书店填货、如发现印装质量问题，请与本社发行中心联系、调换。
订购热线：(029)82665248 (029)82665249
投稿热线：(029)82668502
读者信箱：xjtu_mpress@163.com

前　言

　　目前我国高血压患者约 2 亿,但人们对高血压的知晓率只有30%,治疗率24%,控制率仅为 6%。这意味着 100个高血压患者中,只有 30 人知道有关防控基本知识;24 人就医治疗,只有 6 人得到有效控制。即使在治疗人群中,控制率只有 1/4,3/4 患者血压没有得到有效控制。需知高血压病被现代人称为"无声的杀手",但有的人已经得了高血压却浑然不觉,不知道控制,不加防范,直到心、脑、肾的损害已经相当严重,发展成为心力衰竭或肾功能不全等,个别人甚至突然死于脑中风、心肌梗死等。现在已知高血压可使人寿命缩短20 年,它发展到脑中风的平均时间为 13～14年,发展到冠心病的平均时间为 5～10 年,如果采取有效的降压措施可以改变以上疾病发展的进程。

　　高血压不算可怕,可怕的是对它的认识和防治误区。这些误区犹如雷区,不能踏入、已经踏入者,要争取及早返回,返回就可看到你前面充满希望的阳光。所以,高血压治疗关键是到正规医院得到正确的治疗和指导,切忌有病乱投医,方能达到最好的防治效果,并可避免造成患者的经济损失。

　　随着我国实现小康社会步伐的加快,人们越来越关注健康,越来越关注生活质量和生命质量。为了能满足广大读者渴望正确防治慢性病的需求,笔者精心编著了这本《走出高血压认识和防治误区》，阅读该小册子可帮助大家走出对高血压认识和治疗中的误区，希望她能够成为广大群众，尤其是高血压患者的益友。需要特别指出的是，书中小标题所述的均为误解，或误区所在，读者必须认真阅读标题后的相关内容，才能正确地理解和把握其原意，拨正航道，驰出误区。

本书的内容深入浅出、通俗易懂、防治结合、以防为主、重点突出。在写作方面力求集科学性、知识性、趣味性、实用性于一体。然而，由于笔者水平所限，缺点、错误在所难免，敬请读者不吝指正。

杨玺

2012 年 10 月

目 录

高血压的认识误区

高血压患者的饮食误区

高血压运动误区

高血压患者的心理和生活习惯误区

高血压的预防误区

高血压的治疗认识误区

高血压药物治疗认识误区

高血压选择用药误区

高血压服药方式、方法误区

高血压中医药治疗误区

高血压的认识误区

误区 1. 高血压等于高血压病

世界卫生组织把高血压标准定为：正常成年人血压≥140/90毫米汞柱。如果连续3日在早晨起床前测得血压≥140/90毫米汞柱，就可以诊断为高血压，但高血压并不等同于高血压病。

高血压病(原发性高血压)是病因尚未十分明确而以高血压为主要临床表现的一种疾病，约占所有血压升高疾病的90％以上。

继发性高血压(症状性高血压，约占10％)，如急慢性肾炎、肾盂肾炎、甲状腺功能亢进、嗜铬细胞瘤、库欣综合征、原发性醛固酮增多症等引起的高血压。这种血压升高可以是暂时的，也可能是持久的。如能及时治疗原发病，血压大多可恢复正常。假定它的原发病症状不明显，一时难以确诊，则容易误诊为高血压病。

由于病因病理不同，治疗原则也不相同。高血压病只有积极治疗高血压，才能有效地防止并发症；而继发性高血压首先是治疗原发病，才能有效地控制高血压的发展，仅用降压药控制血压是很难见效的，所以，临床上遇到高血压患者，必须排除其他疾病所致的高血压，才能诊断为高血压病。

无论是原发性还是继发性高血压都应积极治疗，但治疗方法却不同，故对两种病的鉴别诊断尤为重要。

误区 2. 对高血压概念的认识模糊

由于基层信息闭塞，对高血压的新概念很模糊。有的基层医生甚至还向高血压患者这样解释:年龄大的人,血压高点没关系,年龄每增加 10 岁,血压(收缩压)可增加 10 个毫米汞柱。由于概念模糊,使一些高血压患者失去了最佳治疗时机,出现了严重的并发症。

2009 年《中国高血压防治指南》将高血压定义为收缩压≥140 毫米汞柱,舒张压≥90 毫米汞柱;而正常血压为收缩压<120 毫米汞柱,舒张压<80 毫米汞柱。将收缩压在 120～139 毫米汞柱,舒张压 80～89 毫米汞柱的范畴之内定为正常高值(高血压前期)。如果仅收缩压超过 140 毫米汞柱,而舒张压<90 毫米汞柱者称为单纯收缩性高血压;同理,若舒张压≥90 毫米汞柱,而收缩压未超过 140 毫米汞柱,则称为舒张性高血压。多数高血压患者表现为收缩压与舒张压均升高,单纯收缩性高血压多见于老年人。

高血压可分为三级:1 级(轻度)高血压:收缩压 140～159 毫米汞柱,舒张压 90～99 毫米汞柱;2 级(中度)高血压:收缩压 160～179 毫米汞柱,舒张压 100～109 毫米汞柱;3 级(重度)高血压:收缩压≥180 毫米汞柱,舒张压≥110 毫米汞柱。这种分法不但可以让人们了解血压高低,也可作为用药的参考。若属于 2 级以上的高血压,通常应选用长效降压药,短效和中效降压药的作用往往不理想。

误区 3. 老年性高血压没有诊断标准

年龄在 60 岁以上的老年人,在未服药物的情况下,收缩压≥140 毫米汞柱和(或)舒张压≥90 毫米汞柱为老年性高血压,收缩压≥140 毫米汞柱,舒张压<90 毫米汞柱为单纯收缩期高血压,约占老年性高血压的一半,这种高血压对心血管病的危险性更大。

误区 4. 高血压很难早期发现

高血压有"无声杀手"之称,因为在血压升高的初期,许多患者并没有明显的症状,或者即便出现头晕、头痛、颈后板紧感等血压升高引起的症状,却以为是休息不好、工作累、长时间看电脑、精神紧张或颈椎病等引起,而没有想到这可能为高血压所致,所以没能在早期发现高血压,不能早期控制好血压。有人因此认为高血压较难早期发现。

其实高血压的早期发现并不是很难。每年体检 1～2 次,或者发现头、颈部不适就及时测一下血压,就知道了。因此,血压正常的成人每年测量血压 1 次;高血压的高危人群每半年测量 1 次血压;高血压患者至少每个月、最好每周定期测量 1 次血压;血压不稳定的患者,最好每天测量 1～2 次血压。

误区 5. 高血压没有症状

当患者出现莫名其妙的头晕、头痛或上述其他症状的,都要考虑是否患了高血压病,应及时测量血压。

高血压病的症状,往往因人、因病期而异。早期多无症状或症状不明显,偶尔在体格检查或由于其他原因测血压时发现,其症状与血压升高程度并无一致的关系,这可能与高级神经功能失调有关。有些人血压不太高,症状却很多,而另一些患者血压虽然很高,但症状不明显。高血压病的常见症状有:

(1)头晕:头晕为高血压最多见的症状。有些是一过性的,常在突然下蹲或起立时出现,有些是持续性的。头晕是高血压患者的主要痛苦所在,其头部有持续性的沉闷不适感,严重的妨碍思考,影响工作,对周围事物失去兴趣。当出现高血压危象或椎-基底动脉供血不足时,可出现与内耳眩晕症相类似症状。

(2)头痛:头痛亦是高血压常见症状,多为持续性钝痛或搏动性胀痛,甚至有炸裂样剧痛。常在早晨睡醒时发生,起床活动及饭后逐渐减轻。疼痛部位多在额部两旁的太阳穴和后脑勺。

（3）烦躁、心悸、失眠：高血压病患者性情多急躁、遇事敏感、易激动。心悸、失眠较常见，失眠多为入睡困难或早醒、睡眠不实、噩梦纷纭、易惊醒。这与大脑皮层功能紊乱及自主神经功能失调有关。

（4）注意力不集中，记忆力减退：早期多不明显，但随着病情发展而逐渐加重。表现为注意力容易分散，近期记忆减退，常很难记住近期的事情，而对过去的事如童年时代的事情却记忆犹新。

（5）肢体麻木：常见手指、足趾麻木、皮肤如蚁行感或项背肌肉紧张、酸痛。部分患者常感手指不灵活。一般经过适当治疗后可以好转，但若肢体麻木较顽固，持续时间长，而且固定出现于某一肢体，并伴有肢体乏力、抽筋、跳痛时，应及时到医院就诊，预防中风发生。

（6）出血：较少见。由于高血压可致动脉脑硬化，使血管弹性减退、脆性增加，故容易破裂出血。其中以鼻出血多见，其次是结膜出血、眼底出血、脑出血等，据统计，在大量鼻出血的患者中，大约80%患高血压。

误区 6. 忽视轻微症状

由于高血压病起病隐匿，病程缓慢不易发觉，虽有头晕等症状，但一经休息即可缓解，不能引起人们的重视。多数人还抱有"年岁大，血压自然有点高"的错误认识，更易忽视血压高带给自己的警告信号。

若已证实血压升高，则应早治疗，坚持服药，避免病情进一步发展。

误区 7. 以感觉估计高血压

血压的高低与症状的多少、轻重并无平行关系。有的患者，特别是长期高血压患者,由于对高血压产生了"适应",即使血压明显升高,仍可不出现任何感觉不适。误认为只要没有不适感觉,血压就一定不高。还有相当一部分高血压患者没有任何症状,甚至血压很高也如此,但当血压下降后反感不适,此时只要使降压速度减慢些,坚持一段时间其不适感会逐渐消失。所以,有时血压降低也会出现头昏等不适,若不测量血压而盲目地加量,反而不利,并有可能延误治疗,而此种现象对患者的健康是严重的潜在威胁,甚至导致并发症的发生。

流行病学及临床研究结果均提示,血压升高本身是导致心、脑血管事件的最重要的因素,降低血压即可以降低心血管事件的发生率。人体对血压的耐受性各不相同,有相当一部分的高血压患者在早期无任何临床症状,将症状与病情轻重或症状与血压高低完全视为正比关系,对无症状性高血压患者不予以临床干预,势必延误患者的病情。同样,已明确诊断的高血压患者以自我感觉来判断其血压的高低也是不可取的,应做到定期、定时主动测量血压,以便早期发现、早期诊断、早期治疗、早期控制。

因此,高血压患者应主动定期测量血压,如1~2周,至少测量血压1次。以便采取相应的措施,不能"凭着感觉走"。最好是自己有个血压计,并学会自测血压,这样既方便又能及时了解血压变化情况。

误区8. 不了解诊断高血压的步骤

诊断高血压应按照以下步骤:

第一步,静坐或平卧后测得的血压≥140/90毫米汞柱,可以认为有血压增高,但不能依据单次测定的血压读数作出高血压的诊断。有时候,甚至有几次血压读数升高也不能诊断为高血压。如果一个人的初次血压读数增高,应该再重复测定一次,在随后两天内的不同时间至少再测定两次,以证明血压增高确实是持续存在。同时,一定要排除心理紧张,比如有一类"白大衣高血压"者,平时血压正常,一看见穿白大衣的医生血压就升高。

第二步,是分辨高血压的类型。原发性高血压的发生可能为多种因素作用的结果。心脏和血管的多种改变同时存在,可能使血压升高。排除或明确"继发性高血压"。尽管只有大约10%左右的高血压患者可能发现病因,医生通常也要尽力去找寻,对年轻的高血压患者尤其重要。血压越高,患者越年轻,就更要寻找可能的病因。

第三步,是分析患者有无其他危险因素。血压的测定不仅能确定高血压的存在,而且能判断高血压的严重程度。对于伴有血脂异常、高血糖、肥胖、吸烟、饮酒、家族史这些危险因素的人群来说,更要特别重视高血压。

诊断高血压的最后一步,需要检查高血压对重要脏器,特别是心、脑、血管、肾和眼底的影响。

误区 9. 高血压是个人问题,与家庭环境无关

高血压病与生活方式有关,包括体力活动的类型、吸烟、肥胖、偏食、应激反应、敌视的人格特征和抑郁心理等。因此,从一个成年人的身上可看到其父母、学校、配偶的习惯,以及所处的社会文化、经济、社区物质供应状况的影子。正因为如此,人们几十年养成的习惯,有着根深蒂固的家族性、社会性,即使患者想改变而家庭与食品环境不支持,很难成功。其实家中出现一个高血压患者就应当全家族认真检查食盐、脂肪的摄入,有氧代谢运动,家庭情绪气氛等方面的问题,并加以纠正。这不仅是患者的治疗需要,也是预防家中的其他人(包括孩子)继续发病的需要。

误区 10. 父母遗传的必定要发生高血压

在门诊发现不少高血压患者一问病情,第一句话就唉声叹气:"我父亲(母亲)有高血压,没办法。"似乎得这个病就完全是遗传因素,不可避免了。其实,把自己的病因全都归到遗传的头上,这种想法是非常错误的。

高血压有没有遗传因素?有的。双亲血压都正常的,子女患高血压的几率是 3%,一方有高血压病,子女的发病率是 25%,父母双方均有高血压的,子女的发病率是 45%~55%。

不过,高血压不同于那些典型的遗传病,如血友病、多囊肾等。也就是说,高血压患者的后代中有部分人存在发病倾向,即所谓基因有变异。但是即使这部分人也未必 100% 的发生高血压。这是因为,高血压一方面受遗传因素影响,另一方面受环境因素影响,包括生活习惯、社会因素、气候等等,它们在高血压的发病中起着比遗传因素更重要的作用。因此,高血压也称为生活方式相关疾病。

原发性高血压确实与遗传有很大关系,但并不是必定发生的顽固病。举一个例子:王先生的父母均有高血压、两兄弟也有高血压。但是,他很"幸运"未患上高血压。原来王先生是教师,每天生活都有规律,每年都有寒、暑假,工作压力不大,平时性格开朗,坚持每天运动,不吃"垃圾食品",体重数十年保持恒定,"幸运"是因为他有健康的生活方式。因此,高血压是一种生活方式相关性疾病,虽然与遗传因素有一定关系,但绝对不是"命中注定"的,保持健康的生活方式,是可以避免发生高血压的。

所以说,要摆脱高血压的阴影,很大程度上取决于自己。世界卫生组织 1991 年向全世界宣布:个人的健康和寿命 60% 取决于自己,15% 取决于遗传,10% 取决于社会因素,8% 取决于医疗条件,7% 取决于气候的影响。我们只要做到合理膳食,适量运动,戒烟限酒,心理平衡,这四大基石,完全能够预防高血压的发生。

误区 11. 青少年不会患高血压

有些人认为,自己年轻力壮,高血压是老年人的"专利",与自己无关。事实上,相对而言,中老年人容易患高血压病,但是,随着人们生活水平的提高,生活环境及饮食结构的改变,也可能造成高血压。近年高血压发病率逐年上升,特别是青少年发病率悄然增加。通过对 14 万青少年体质调查发现,男女学生中有相当数量的人血压偏高,且男 15 岁、女 14 岁后有明显增高趋势。

误区 12. 人到中年,收缩压每年增高 1 毫米汞柱是正常的

如果按照这样说,那么 80 岁的老人收缩压 180 毫米汞柱也属于正常?这是 20 世纪 70 年代的教科书上的话,但现已根据临床及实验证实是错误的。至今持这种观点的人有很多,甚至一些老年医生也保留这种已经过时的、错误的观点。

血压随年龄增长而升高是身体衰老的表现,但决不能视为正常。因为当收缩压超过 140 毫米汞柱时,对心、脑、肾等脏器就造成侵害,也就是现在指的单纯收缩期高血压的患者,若不能得到早期治疗就会引起高血压性心脏病——左心室肥厚、脑出血、肾衰竭等并发症。所以无论多大年龄收缩压≥140 毫米汞柱,舒张压≥90 毫米汞柱者,均应认为已患高血压病,需进行治疗(药物或非药物)。

误区 13. 高血压是老年病

很多人觉得人到了老年,由于身体机能和健康状况的下降,到那

时才有必要提防高血压的"光临"。年龄的确是高血压病病因中的一个重要因素,但是,并不是到了五六十岁才需要注意血压,统计发现,40岁以上患高血压人数比40岁以下高出3.5倍,而从临床上看,近年来高血压发病呈年轻化趋势,40～45岁的患者近年明显增多。

工作与生活压力增大,可能是引起城市中高血压年轻化趋势的重要因素之一。注意力高度集中、过度紧张的脑力劳动、心理压力大或工作环境刺激性大,均易患高血压,因为精神紧张会使体内交感神经和肾上腺髓质活动增强,导致人的血压升高。

以前的医学资料经常提到,司机、会计人员是最容易出现高血压的人群,因为他们从事的职业压力大,经常处于精神紧张的状态。然而现在在许多大都市,很多人自身"既是司机,又是会计",因为他们既自己开车,也热衷于股票房产等投资活动,加上都市生活节奏快、竞争激烈,所以精神压力大了以后,血压也在不知不觉间升高了。

另外,不少年轻人经常上网,周末或长假期经常熬夜斗地主、打麻将、玩游戏,生活无规律以及酗酒等不良生活习惯,都可能导致高血压发病出现年轻化趋势。

误区 14. 贫血不会得高血压

贫血常是指外围血中血红蛋白浓度、红细胞计数和(或)红细胞压积低于同年龄和同性别正常人的最低值,而高血压病是常见的心血管疾病,是血压超过正常指标。二者是两个完全不同的概念。贫血患者同样有可能会得高血压。

误区 15. 高血压与肥胖无关

在很多人的印象中,肥胖的人容易得高血压,似乎高血压对他们

"独有情钟",这种说法有没有根据呢?很多学者就这个问题作了相关调查,结果表明:肥胖的人得高血压病较不胖的人多2~3倍以上。在中年妇女高血压病患者中,肥胖的人占大多数,因为这种年龄多处在绝经期前后,受内分泌变化的影响较大,故容易得高血压病。同时内分泌的紊乱也极易趋向肥胖。

那么,肥胖与高血压病究竟有无关系呢?流行病学调查肥胖程度与血压呈正相关。肥胖患者可引起体内血容量及心排出量增加,肾素-血管紧张素系统活性增高引起小血管收缩,另外,可使肾上腺能活性增加致使分泌升压物质,这些原因均使血压升高。

但是,血压是否升高,不能单纯从体型胖或瘦来确定。外形肥胖的人虽然易患高血压病,但如果能注意劳逸结合,生活有规律,也不一定会得高血压病。相反,外形消瘦的人如终日精神紧张、心神不宁,患高血压的可能性还是很大的。

因此,肥胖的人不必过分顾虑自己是否易患得高血压病。如果发现自己的体重增长过快,应该去找医生检查一下,查明发胖的原因。但适当地节制饮食,同时进行相应的体育锻炼,并定期测量血压,防患于未然,还是有益的。对已患高血压的肥胖患者则应更重视积极防治和控制血压。

误区 16. 高血压与血脂异常无关

高血压病的发生发展与血脂异常和冠心病密切相关。大量研究结果显示,许多高血压患者常并发脂质代谢异常,表现为胆固醇和甘油三酯含量较正常人显著增高,而高密度脂蛋白(可防止血管硬化的脂蛋白)显著降低。另一方面。许多血脂异常者常合并有高血压。已证实,高血压患者的血清脂质和脂蛋白代谢紊乱。同时高血压和血脂异常均属冠心病的主要易患因素,而且当两者同时并存时,则冠心病的发病率将远较仅存在一项者为高,提示它们具有协同的作用。一旦高血压病和血脂异常同时存在,患者发生心脑血管疾病的危险性将大大增加。

因此,积极防治血脂异常,对高血压和冠心病的防治极为重要。

误区 17. 高血压与糖尿病无关

高血压与 2 型糖尿病关系密切,近 40％的 2 型糖尿病患者同时有高血压,而 5％~10％的高血压病患者中同时有 2 型糖尿病。总之,高血压病与糖尿病是独立但又关系密切的疾病。

高血压病与糖尿病的关系很复杂,常同时存在。有的人先发生糖尿病,有的人先发生高血压。一些患者患糖尿病十余年后尿中出现白蛋白,血压逐步升高。在高血压病患者群中高胰岛素血症及糖耐量异常(又称"胰岛素抵抗"状态)比正常血压者明显要多。这部分患者随着时间延长,其中一些人将逐步发展成 2 型糖尿病。同时,高血压病患者要注意保护肾脏,当合并糖尿病时更要注意保护肾脏,因为高血压加上高血糖,更易损伤肾脏,发生蛋白尿,加快肾功能的恶化。保护肾脏除降血糖外更重要的是充分控制高血压。

误区 18. 高血压与代谢综合征无关

在我国 50 岁以上人群中,70％以上的人至少有一种代谢综合征的表现。说起代谢综合征这个医学专有名词,很多人会感到陌生。但要讲肥胖、糖尿病、血脂异常、高血压等多种代谢性疾病,大多数人就比较熟悉了。所谓代谢综合征是心血管疾病多重危险因素的集合,而并非单一性疾病,主要是指糖耐量下降、糖尿病、肥胖、脂代谢紊乱、高血压等其中两项或两项以上的组合,胰岛素抵抗、高胰岛素血症在其发病机制中起着关键作用。

中华医学会糖尿病分会根据我国国情,建议诊断代谢综合征应具备以下 4 项中的 3 项或全部:①超重和(或)肥胖:体重指数(BMI ≥25kg/m²)。②高血糖:空腹血糖≥6.1 毫摩尔/升及(或)餐后 2 小时血糖≥7.8 毫摩尔/升及(或)已确认为糖尿病并治疗者。③高血压:血压≥140/90 毫米汞柱,及(或)已确认为高血压并治疗者。④血脂紊乱:空腹甘油三酯≥1.7 毫摩尔/升及(或)空腹血高密度脂蛋白≤0.9 毫摩尔/升(男),或<1.0 毫摩尔/升(女)。

代谢综合征易患人群:一是年龄在 40 岁以上者;二是有 1 项或 2 项代谢综合征组成成分但尚不符合诊断标准者;三是有心血管病、非酒精性脂肪肝病、痛风、多囊卵巢综合征及各种类型脂肪萎缩症者;四是有肥胖、2 型糖尿病、高血压、血脂异常、尤其是多项组合或代谢综合征家族史者;五是有心血管病家族史者。

高血糖、血脂异常、肥胖等疾病都常和高血压相伴而来,使高血压患者面临来自于代谢综合征的更大威胁。高血压、糖尿病等都是心、脑血管疾病的高危因素。当这些因素同时出现在一个人身上时,发生心、脑血管疾病的几率也增加了。合并高血糖、血脂异常的高血压患者因心、脑血管事件死亡的概率是单纯高血压患者 2～3 倍;代谢综合征患者极易发生心肌梗死、脑血管意外以及周围血管疾病,加速肾脏病变和视网膜病变的发生和发展,死亡率增加。因此,代谢综合征是埋藏在现代人体内最可怕的"定时炸弹"。有学者将"肥胖、高血糖、高血压、血脂异常"并存的现象(代谢综合征)称为"死亡四重奏"。

代谢综合征是一个整体的疾病。对于高血压的患者来说,应该把血压控制在一定的水平,但有代谢综合征的患者,血压控制要比一般要求的更严格一些。对于普通的高血压患者,我们把他们的血压控制在 140/90 毫米汞柱以下就可以了,但是对代谢综合征的患者,他们的血压就要控制在 130/80 毫米汞柱以下。另外不能单独考虑控制血压的问题，还要考虑控制血脂，如果同时调脂，血压不但有进一步的下降，血脂也可以调节到正常水平，有利于减少患者大血管的病变。比如患者有血脂异常和糖尿病，在控制血糖升高的同时，又调节血脂代谢的紊乱，确实能起到互助的作用，不但血糖能够控制，血脂的代谢紊乱也能够得到纠正。经临床验证，治疗高血压使用地平类药物以后，动脉粥样硬化有所减轻，再合并他汀类药物，效果更好。总的来说要注重全面的治疗。

误区 19. 高血压常见的并发症不是心脑肾

高血压常见的并发症有很多，以下分述。

（1）冠心病：高血压病是冠心病的主要危险因素之一，高血压病患者患冠心病的危险是正常者的 2 倍，长期高血压病不治疗，有 50％死于冠心病。

当冠状动脉，也就是供应心脏血液的血管发生明显的粥样硬化性狭窄或阻塞，和（或）在此基础上合并痉挛、血栓形成等而造成管腔部分或全部阻塞，造成冠状动脉供血不足、心肌缺血或坏死时就导致了冠心病。

心绞痛：冠状动脉供血不足，心肌急剧、暂时缺血与缺氧所引起的临床综合征。

心肌梗死：心肌的缺血性坏死，在冠状动脉病变的基础上，发生冠状动脉供血急剧减少或中断，使相应的心肌严重而持久地急性缺血所致。

心力衰竭：指在有适量静脉血回流的情况下，由于心脏长期负荷过重或心肌收缩力下降，心脏不能排出足够血液满足组织代谢需要以至于周围组织灌注不足和肺循环或体循环淤血，从而出现的一系列临床症状和体征,称心力衰竭。按疾病的急缓又分为急性和慢性心力衰竭。慢性心力衰竭亦称为充血性心力衰竭。按发病部位和临床表现可分为左心力衰竭及右心力衰竭。

猝死:心脏突发骤停而死亡。

(2)脑中风:又称中风,医学上叫脑血管病,分为两类,一类是脑梗死(脑血栓形成),一类是脑出血。86%的脑中风由高血压引起。高血压病脑中风的发生率是正常血压的 7.76 倍,还有研究表明,抗高血压治疗可使脑中风发生率降低 40%,冠心病危险降低 15%。

短暂性脑缺血发作(TIA):又称一过性脑缺血,俗称"小中风",指颈动脉系统或椎-基底动脉系统发生短暂性(一过性)供血不足,导致供血区的脑组织一过性缺血而出现局灶性神经功能障碍,出现相应的症状和体征。

脑梗死/脑血栓:人脑的动脉血管由于某些原因发生堵塞,血流中断,使该血管支配的脑组织失去血流供应而坏死并产生相应的临床症状与体征,如偏瘫、偏身感觉障碍、偏盲、失语等。

脑出血:脑动脉血管由于某种原因破裂出血,血液流入到脑组织中形成血肿,同时造成脑组织的坏死,也可产生如偏瘫、偏身感觉障碍、偏盲、失语等症状和体征。

(3)肾衰竭:又叫尿毒症、肾功能不全,是指各种原因包括高血压造成的进行性肾损害,致使肾脏不能维持其基本功能,如不能将体内的代谢废物排出,无法调节水盐平衡等,临床上表现为少尿、无尿和各系统受累等。

在人类,肾脏参与高血压病的形成与维持,反过来,肾脏又因血压升高而损害,长期高血压病没有治疗,可引起终末期肾衰竭,或加速肾实质的破坏导致原发或继发的肾脏疾病。

误区 20. 不重视高血压病

许多人对高血压病给人类带来的危害认识不足,对自身血压的高低知晓率低,即使已经出现高血压病的临床表现,如头痛、头昏等症状,也误认为是老年人的"正常现象",致使高血压长期得不到有效的治疗。

由于高血压起病慢,临床表现又非常隐匿,或没有症状,或只有轻微的头痛、头晕、视力模糊等症状,但一经休息,即可缓解,常常不被重视。有的高血压患者,无视疾病存在,迟迟不愿进入"患者"角色。他们认为,血压虽高,但不妨吃,不碍喝,别听医生吓唬人,甚至还说,我的血压正合适,低了反而出毛病等等。他们不知高血压对人体的危害是日积月累的,如果不注意控制血压,时间一长,高血压就会给人体造成严重的危害:可以胀破脑血管引起脑出血;可以使小动脉痉挛,动脉硬化,引起脑梗死;可以发展为高血压心脏病、心力衰竭;可以造成肾损害和尿毒症;还可以引起视网膜出血及老年性痴呆等。高血压有如此多的危害,所以必须给予足够的重视,要严格控制血压,预防并发症的发生。

误区 21. 老年人血压高一点不要紧

高血压的发病率确实是随年龄的增长而增加,但 18 岁以上成年人高血压的诊断标准是一样的,只要收缩压≥140 毫米汞柱,舒张压≥90 毫米汞柱就应诊断高血压。并且,只要血压达到或超过高血压标准就容易造成心、脑和肾等脏器的损害。虽然老年人患高血压的危险性和患病比例比年轻人高,但血压不高的老年人还是占老年人群的绝对多数。

不少老年患者来就诊时常说："我70岁了,高压(收缩压)160毫米汞柱不要紧"。似乎血压随年龄可成比例地增高些,还有,"我的高压虽然高,可是,低压降下来了。",似乎低压(舒张压)下降是好事。实际上,高血压的标准总是140/90毫米汞柱,老年高血压患者最危险的是高压升高了,其次是低压过低。当收缩压大于140毫米汞柱,舒张压低于65~70毫米汞柱,都会增加中风、心脏病等发病几率。

其实,大量观察研究证实,血压即使稍微高一点心血管病的危险性就会明显增加,对于高血压千万别采取不在乎态度一定要认真对待。

误区 22. 收缩压高不害怕,只要舒张压正常就可以了

长期以来认为高血压的危害性主要在于舒张压水平增高的观点应该纠正。最新临床研究证实,收缩压增高的危害性远大于舒张压的增高。脉压的增大(高压与低压之差)反映了老年人大动脉弹性减退、变硬,大动脉不能有弹性地调节血管内的血液,加重了血管的负担。因此,当老年患者低压逐步下降时,应注意控制自己的收缩压,若不及时控制自己的血压,大动脉硬化程度加重,收缩压将越来越高,而舒张压也会越来越低,造成血压很难控制的恶性循环。

误区 23. 忽视正常高值(高血压前期)

我国《中国高血压防治指南》把血压在120~139/80~89毫米汞柱的范畴之内定为正常高值(高血压前期)。即使是在这一范围内的人士也要注意,虽然血压还属正常,但已经相对偏高了,要注意改变生活方式,否则很容易就跨入高血压的行列,心肌梗死、脑中风等并发症就会随时侵袭,生活质量就会大大降低。

因此那些血压值为正常高值（高血压前期）的人们不能掉以轻心，虽然血压值还算在正常范围内，但却要开始注意改变生活习惯了，比如，少吃盐、注重减肥、增加体育锻炼、少喝酒等。

过去传统的观念认为只要把血压控制住，就可以避免很多疾病，但其实这是远远不够的。现在看来，高血压和糖尿病有很大的重叠，和血脂异常也有很大重叠。同时，在控制血压的同时必须要监管血糖、血脂等，要不然尽管血压下降了，但不见得就不发生心血管的并发症。所以，要想不发生各种心血管病，就不能只是针对高血压。

误区 24. 忽视夜间血压偏高的危险性

通常情况下，人们夜间的血压要比白天低。一般的规律是：在睡眠过程中较低，黎明时分血压开始升高，起床后更高，在傍晚时达到又一个高点，进入夜晚后又逐渐下降，白天最高收缩压为 130 毫米汞柱者，夜间可下降到 110 毫米汞柱左右。然而，有些高龄高血压患者的夜间血压却较少下降，一些临床报告表明，这样的高血压患者较容易发生脑梗死。

夜间由于大脑等的耗氧量下降，血压也随之下降。如果血压无法下降，势必会加重心脏和血管等负担。因此，夜间血压偏高者，便容易发生脑中风。据分析，有些人的血压夜间较难下降，可能与自主神经紊乱、动脉硬化等有关。

由于一般人的血压都会在夜间有所下降，所以许多医生都建议高血压患者睡前少服降压药物，以防血压过低。但对于具体患者，还是应该具体看待。鉴于在夜间血压下降较少的人群中，高龄高血压患者占了将近一半，所以这部分患者，尤其是收缩压高于 150 毫米汞柱者，则不可以停服或少服降压药，可在医生指导下，选择一些长效降压药，或适当增加服药次数。

由此可见,了解自己的夜间血压变化情况,对高血压患者是非常重要的。若无条件配备便携式自动血压计,可用普通血压计在每天清晨和服用降压药前测量血压。以对自己的夜间血压有一个大致的了解。

误区 25. 重视不够,服药(治疗)率低

很多患者对自己的病情不是很清楚,主要是个人关心程度不够。即使知道,在没有特别症状的时候,相当一部分人不及时治疗,所以服药(治疗)率很低。

知道自己患上高血压病者并非都积极请医生诊治,究其原因主要与认识错误有关。不少患者不治疗或采取三天打鱼,两天晒网之法,当血压过高或有症状时才找医生开点药,一旦症状改善,血压降低就不看医生不服药,这种情况非常普遍。殊不知,高血压对人体的损害非一朝一夕,往往需经历数年甚至数十年后才会出现各种各样严重的心脑血管并发症,此时再治往往为时已晚,良机已失。这种知病不治现象普遍存在。美国的 4 千万左右高血压患者中有一半未治疗,在有治疗的患者中又只有一半人即 1 千万左右能坚持长期治疗和控制血压。在我国的大城市,只有 6.4%～14.7%高血压患者获得治疗,能持之以恒控制血压者还达不到 5%,在农村治疗率更低。

误区 26. 重视不够,控制率太低

即使已经开始接受治疗,一些患者也没有严格按医嘱来做,所以控制率低。有调查显示,我国人群高血压患者的知晓率、服药(治疗)率和控制率仅分别为 30.2%、24.7%和 6.1%。

为什么在高血压防治中会存在知晓率、服药(治疗)率和控制率

均低的"三低"现象呢？一方面是由于高血压治疗的复杂性和长期性，另一方面是不少患者还存在着明显的认识误区。表现在：①不愿意服降压药，宁可用降压仪、穿降压鞋。②对治疗的期望值过高，频繁换药、换医生。③按广告或病友的建议用药，道听途说，不按医嘱服药。④不坚持用药，没有症状不服药，血压正常就停药，对药物不良反应顾虑过多，吃吃停停，不坚持用药。

高血压患者的饮食误区

误区 27. **单靠药物,不管其他治疗**

有的高血压患者,不仅遵医嘱服了药,而且积极配合治疗。但是,却没有在生活行为方式的改变上下工夫,烟照吸,酒照喝,还美其名曰"吸支烟,赛神仙","酒可舒筋活血","要解馋,辣和咸"。肥甘之品照吃不误,早睡晚起不运动。这样,病是看了,药也吃了,但血压却降不下来。造成这种现象的主要原因就是不良的生活方式。其实,生活方式的改变,对血压的降低及减少高血压并发症具有重要意义,希望高血压患者预防治疗高血压从改变生活方式做起。

不少人知道自己有了高血压,也知道要服药治疗,但又陷入单纯依赖药物的误区。其实,这种被动的治疗还受个体主观因素的影响。最为明显的例子就是,情绪激动时所伴随的血压升高,单用降压药的效果很差,若加上控制情绪,甚至不用药,有时也可使血压明显下降。现在对高血压的治疗,已非常重视心理和社会因素对疾病的影响。指导患者改变不良生活方式,并应用生物反馈放松训练,对改善症状有明显的好处。

高血压病的发生与多种因素有关,包括遗传、膳食、肥胖、烟酒、精神心理因素等。因此,高血压病的治疗也需要采取综合性措施,治疗方法包括非药物治疗和药物治疗两个方面。只有两者很好配合,才能取得理想的治疗效果。药物干预是高血压患者的必需治疗原则,但是在服用药物的同时注意调整生活方式,才能更有效地发挥药物疗效,利于血压的平稳。

（1）做到合理饮食：应控制能量的摄入，限制脂肪的摄入。多吃含钾、钙丰富而含钠低的食品，限制盐的摄入量，多吃新鲜蔬菜、水果，并戒烟限酒。

（2）做到适量运动：运动除了可以促进血液循环，降低胆固醇的生成外，还能促进肠胃蠕动、预防便秘、改善睡眠。高血压患者最好选择散步、慢跑、太极拳、骑自行车、游泳等有氧运动，有氧运动可以降低血压。

（3）做到心理平衡：高血压患者的心理表现是紧张、易怒、情绪不稳，这些又都是使血压升高的诱因。患者可通过改变自己的行为方式，培养对自然环境和社会的良好适应能力，避免情绪激动及过度紧张、焦虑，遇事要冷静、沉着，使自己生活在最佳境界中，从而维持稳定的血压。

（4）戒烟：吸一支普通的香烟，可使收缩压升高 10～30 毫米汞柱，长期大量地吸烟，可引起小动脉的持续性收缩，导致动脉硬化的形成。还有研究表明，有吸烟习惯的高血压患者，由于对降压药的敏感性降低，降压治疗不易获得满意疗效，经常不得不加大剂量。因此，高血压患者戒烟是必须的。

误区 28. 不了解高血压患者生活中应该注意的问题

高血压患者要养成良好的生活习惯，应注意以下几点：

（1）调畅情志：保持轻松愉快的情绪，避免过度紧张。在工作 1 小时后最好能休息 5～10 分钟，可做操、散步等调节自己的神经。心情郁怒时，要转移一下注意力，通过轻松愉快的方式来松弛自己的情绪。最忌情绪激动、暴怒，防止发生脑出血。

（2）饮食有节：应节制日常饮食，少吃脂肪、甜食、盐。饮食以清淡为主，多食蔬菜水果。忌暴饮暴食。食盐摄入量每日不超过 5 克，盐能使水分潴留,血容量增加,加重心脏负担。肥胖者应控制食量及热量,减轻体重。

(3)戒烟少酒:烟碱(尼古丁)可收缩微细血管,使心跳加快,血压升高;少量喝酒可使微循环扩张,增加血管弹性,有一定好处。提倡戒烟少酒。但大量喝酒及喝烈性酒则肯定是有害无益的。

(4)劳逸结合:如从事高度紧张的工作,要掌握好对自己情绪的调节,注意劳逸结合,争取多休息,避免有害的慢性刺激(如噪音)的影响。休息包括精神上、体力上的休息。重体力劳动、剧烈运动是不适宜的。负重、长跑、搬运重物应予禁止。但轻体力劳动是可以的,长期卧床并无好处。

(5)坚持锻炼:应坚持打太极拳,练气功,每日早晚各一次,可改善血液循环,减少外周阻力而使血压降低。

(6)坚持服药:对高血压病,坚持服药治疗是十分重要的。如一种药物失效时,应及时更换其他药物。不遵医嘱,随意停药,会使血压急剧升高而发生危险。平时应经常测量血压。

(7)避免大便干结:高血压患者用力解大便,容易发生脑出血、心绞痛。平时多吃些芹菜、韭菜、白菜、菠菜等纤维素多的蔬菜,以保持大便通畅。

(8)洗澡不要用热水或冷水,以减少血压骤然变化,以洗温水澡适宜。

(9)要保持良好的睡眠状态,睡前用温水浸泡脚,避免看小说,看紧张恐怖的电影电视。保持大小便通畅。性生活使人处于高度兴奋状态,神经血管紧张,甚至可引起中风,应节制性欲、慎房事。

误区 29. 不了解高血压患者饮食的基本原则

高血压患者要主要遵循以下饮食的基本原则:

（1）低盐：每人每天吃盐量应严格控制在 2～5 克，即约一小匙。食盐量还应减去烹调用酱油中所含的钠，3 毫升酱油相当于 1 克盐。咸（酱）菜、腐乳、咸肉（蛋）、腌制品、蛤贝类、虾米、皮蛋、茼蒿菜、草头、空心菜等蔬菜含钠均较高，应尽量少吃或不吃。

（2）高钾：富含钾的食物进入人体可以对抗钠所引起的升压和血管损伤作用。这类食物包括豆类、冬菇、黑枣、杏仁、核桃、花生、土豆、竹笋、瘦肉、鱼、禽肉类，根茎类蔬菜如苋菜、油菜及大葱等，水果如香蕉、枣、桃、橘子等。

（3）果蔬：每天人体需要 B 族维生素、维生素 C，可以通过多吃新鲜蔬菜及水果来满足。有人提倡，每天吃 1～2 只苹果，有益于健康，水果还可补充钙、钾、铁、镁等。

（4）补钙：有人让高血压患者每天服 1 克钙，8 周后发现血压下降。因此应多吃些富含钙的食品，如黄豆、葵花子、核桃、牛奶、花生、鱼虾、红枣、鲜雪里蕻、蒜苗、紫菜等。

（5）补铁：研究发现老年高血压患者血浆铁低于正常，因此多吃豌豆、木耳等富含铁的食物，不但可以降血压，还可预防老年人贫血。

（6）饮水饮茶：天然矿泉水中含锂、锶、锌、硒、碘等人体必需的微量元素，应适当多喝。茶叶内含茶多酚，且绿茶中的含量比红茶高，它可防止维生素 C 氧化，有助于维生素 C 在体内的利用，并可排除有害的铬离子。此外还含钾、钙、镁、锌、氟等微量元素。因此每天用 4～6 克茶叶冲泡，长期饮用，对人体有益。

（7）晚餐宜少：晚餐宜吃易消化食物，应配些汤类，不要怕夜间多尿而不敢饮水或进粥食。进水量不足，可使夜间血液黏稠，促使血栓形成。

误区 30. 高血压饮食清淡就等于素食

很多高血压患者都是肥胖患者，因此，医生的医嘱里也总忘不了加上一句:在合理用药基础上清淡饮食,注意减肥。有些患者觉得干脆做个素食主义者更好。其实,这不仅没必要,反而对健康也不利,健康饮食关键在于平衡。

高血压患者,即使是肥胖者,健康的膳食结构也应该包括一定量的动物蛋白。因为鸡蛋、牛肉、羊肉等动物蛋白所含的脂氨基酸与人体的需求相符,是植物蛋白所不能替代的。

高血压患者应建立起正确的膳食观念,在限盐的前提下做到平衡膳食,每天都应该摄入一定量的谷物、水果、蔬菜和动物蛋白等。

患者可以根据"平衡膳食金字塔"来规划自己的一日三餐。处于塔的底部的是日常应该摄入较多的食物,越往上摄入量应越少。

食物"金字塔"第一层,即处于塔的最底部的主要是谷物类,例如米饭、馒头、玉米等,每天应摄入约 300～500 克左右。第二层为蔬菜、水果,建议每日摄取新鲜蔬菜 400～500 克,新鲜水果 100～200克。第三层为鱼、虾、肉、禽、蛋类。畜肉类每日的摄取量为 50～100克,鱼、虾类每日为 50 克,蛋类每日为 25～50 克。鱼类是优质蛋白来源,且脂肪含量较低,建议患者多吃。第四层为奶类及其制品、豆类及豆制品,每日应摄取 100 克脱脂奶、酸奶,因为这两种奶既保留了奶中的营养素,同时又降低了脂肪和胆固醇含量,因此应优先选用。第五层为金字塔的顶端,主要是脂肪、油脂类,每日摄取 25 克左右。

误区 31. 高血压患者不能多吃清蒸鱼

高血压患者要多吃清蒸鱼一类的清淡、少盐食品。

据了解,在我国,高血压的发病率一直存在从南到北逐渐增高的现象,这与北方人吃盐较多有关。治疗高血压除了药物外,限制食盐是行之有效的措施,高血压患者每日食盐用量应为 2～3 克,即不超过 1 平茶匙。

高血压患者应该适当多吃些鱼类和豆制品,因为鱼类蛋白、大豆蛋白中的蛋白质含量高、质量好,而且具有预防脑中风发生的作用。鱼类所含的多不饱和脂肪酸有降血脂和改善凝血机制的作用,可减少血栓形成,清蒸鱼是最好的食谱。

误区 32. 高血压不能多吃蔬菜水果

由于有些高血压患者可能服用有利尿成分的降压药和阿司匹林,因此钾、镁、锌等矿物质很容易通过尿液排泄而造成体内缺乏。同时,由于在运动中热能消耗增加,而每增加 1 千卡热能,就需要0.5毫克维生素 B_1 做辅酶。如不及时补充,体内就很容易缺乏维生素 B_1。因此建议高血压患者适当食用粗粮,或服用含维生素、矿物质的营养药物,平时多吃含钾多的香蕉、橘子、西瓜和土豆、茄子等水果和蔬菜,这对保持血压的稳定有一定好处。

误区 33. 蔬菜不能降压

(1)荠菜:初春采其幼苗作菜食用,清香可口。凡高血压、眼底出血的患者,用荠菜花 15 克、旱墨莲 12 克,水煎服,1 日 3 次,连服 15 日为一疗程。请医生复测血压,如未降可继续服一个疗程;若血压已有明显下降,可酌情减服,每日 2 次,每次量略减少。

(2)莼菜:以江苏太湖、杭州西湖所产为佳。在动物实验中,其黏液质部分有抗癌和降血压的作用。患高血压者,每日取新鲜莼菜 50 克,加冰糖炖服,10 日为一疗程,可连续服用。

(3)刺菜:又名刺儿菜、小蓟草,我国各地均有,系野生菜。高血压患者,每日取刺菜 10 克,水煎代茶饮用,10 日为一疗程,可持续使用,但此间需及时复测血压,以保安全。

(4)菠菜:高血压病者有便秘、头痛、目眩、面赤,可用新鲜菠菜置沸水中烫约 3 分钟,以麻油伴食,1 日 2 次,日食 250～300 克,每 10 日为一疗程。可以连续食用。

(5)马兰头:具清凉、去火、止血、消炎的功效。高血压、眼底出血、眼球胀痛者,用马兰头 30 克、生地 15 克,水煎服,每日 2 次,10 日为一疗程,如无不适等不良反应,可连续服用。

误区 34. 高血压患者的饮食没有限制

(1)限钠盐:饮食中摄取的钠盐和血压之间有关系。老年人对盐的减少更敏感。仅限盐量,在 2 个月内血压即可下降。在烹调方面注意少用盐和酱油,少吃咸菜等腌制食品。每日摄入 6 克盐即可满足基本生理需要。

需要指出的是,限盐主要是限制摄入钠离子,但一定要认识到,不是没有咸味的食物就没有钠离子,比如肉中的钠离子就很多,因此也要少吃。

(2)限制总热量:食量因年龄及劳动强度不同而变化。成年高血压患者每日总热量低于 1200 大卡,其中蛋白质 20％,脂肪 25％,碳水化合物 55％。早、中、晚热量分配为 40％、40％、20％。少吃甜食,不吃油炸、烟熏烧烤的食品及巧克力,多吃碱性食物中的金属元素可生成碱性氧化物,与二氧化碳结合生成各种碳酸盐由尿中排出,使体内保持酸碱平衡。

(3)限脂肪:生活中要限制家畜肉类(尤其是肥肉)、动物油脂(如猪油)、奶油糕点、棕榈油等高脂肪和蛋类制品、蛋黄、动物内脏、鱼子及鸡皮、鸭皮等高胆固醇食物的摄入。每天不超过 250 克新鲜牛奶或酸奶。每天肉类控制在 75 克以内,主要是瘦肉,如猪、牛、羊、鸡、鸭等禽类肉食。

（4）限酒：酒也属于"辛"类食物，对于嗜酒如命的市民，专家建议男性每天饮酒精不超过 30 克，即葡萄酒小于 100～150 毫升；或啤酒小于 250～500 毫升；或白酒小于 25～50 毫升。女性则减半，孕妇禁止饮酒，不提倡饮高度烈性酒。研究表明减少饮酒 4～6 周，血压可下降。

（5）限苦：苦味食物主要是苦麦菜、芹菜、芥菜、苦瓜、咖啡等。苦能清热，适当吃些有苦味的蔬菜是有好处的，可以清肝炎、心火。不过，苦味毕竟寒凉，过食则损伤脾胃，导致食欲不振或腹痛腹泻等，影响食物的消化吸收。

误区 35. 吃得太咸不会使血压"居高不下"

食盐，是人们生活中最常用的一种调味品。其主要成分就是氯化钠（Nacl），它不仅增加食物的味道，还是人体组织中的一种基本成分，对保证体内正常的生理、生化活动和功能起着重要作用。多年研究表明，与高血压最密切相关的是钠离子，人群平均血压水平与食盐的摄入量有关，在食盐摄入量较高的地区的人群，高血压的患病率高；而在食盐摄入量较低的地区的人群，则几乎不发生高血压。单纯减少盐的摄入就可以使血压下降。不少人口味较重，菜不咸，就吃不下饭，因而每每吃盐过量。长期如此超量吃盐，极易罹患或加重心血管病，特别是高血压病。

改变嗜咸的饮食习惯、限制膳食中食盐的摄取量是非常重要的。这应引起人们，特别是中老年人的高度重视。对于那些有高血压家族史的成人，应及早采用少盐膳食，以有效地预防高血压病的发生。

误区 36. 使用利尿剂期间，可以吃"咸"点

有人认为，利尿剂具有排钠、排水、扩张血管降血压的优点，因此，使用利尿剂期间吃"咸"一点也没有关系。其实，这是错误的。高血压患者的肾脏本身代谢功能失常，对钠有易潴留的倾向，如果又长期高盐饮食，患者即使服用利尿剂，高盐会抵消其作用，还会大量潴钠、潴水，使血压更高。

误区 37. 高血压患者"冷落"了钾

大家已经熟知盐吃多了容易引起血压升高，对身体其他脏器也会产生一定的损害，大量研究数据也证实了高盐饮食的人群高血压患病率高。目前政府相关部门也给予了高度重视，减少膳食中盐的摄入也被大众所接受。

然而，钾却常常被人们所忽视。相关研究结果证实低钾饮食也会引起血压升高。钾与血压的关系和钠与血压的关系正好相反。

长期进食加工的食物较多而不注意钾的补充是引起血压升高的重要因素，尤其是上班族或公务繁忙者，每周在餐馆就餐的次数较多而在家就餐很少，机体缺钾现象普遍，因为人体有很强的自我调节的功能，这些人化验血钾常在正常值范围，但研究证实其骨骼肌内钾含量降低。

只要我们每日均衡膳食，注意摄入一定量的各种蔬菜和水果以及五谷杂粮（各种水果加起来每日 400～500 克，或者各种蔬菜 500 克左右），就不会缺钾。含钾量比较多的水果有香蕉、杏、橙子、哈密瓜、苹果等，蔬菜有土豆、菠菜、南瓜、番茄等，此外各种豆类、牛奶、海鱼以及猪肉、牛瘦肉中均含有较多的钾。

误区 38. 高血压患者不能多喝脱脂牛奶

高血压患者一般都知道低盐、低脂饮食有助于血压控制,于是对喝牛奶是否有好处往往容易产生疑虑。其实,高血压患者多喝点牛奶,特别是脱脂牛奶,以及多吃些奶制品,对降低血压能起到一定的辅助作用。

高血压的发生与血钠、血钙比例是否均衡有关。当一个人的血钠过高、血钙又过低时,其血压就会明显上升。因此摄入含钙较多的食物,有助于维持血压稳定。

最有效、最常用的补钙食品莫过于奶类及奶制品,这类食物不仅含钙丰富,而且也含有丰富的其他矿物质和维生素。

高血压患者在选择牛奶时,最好选脱脂奶,这样可以减少脂肪,尤其是饱和脂肪的摄入。酸奶也是非常好的补钙食品,它不仅可以补钙,而且其中所含的多种有益菌群可以调节肠道功能,适合于各类人群,尤其是老年高血压患者。而奶酪、奶豆腐、奶皮等,高血压患者也可以适当多食用一些。

误区 39. 限酒戒酒对高血压患者无益处

尽管有证据表明小量饮酒可能减少冠心病发病的危险,但饮酒量与血压水平呈显著正相关。重度饮酒者的脑血管病死亡率比不经常饮酒者多 3 倍。重度饮酒者(指每日 5 杯酒,约 65 克酒精),或长期饮酒者的高血压患病率及平均血压值均升高,尤其是收缩压。在饮酒量每日 20～90 克的范围内,血压一直随着饮酒量的增加而升高。饮酒还可使脑血管病的危险性增加,而且喝酒易成瘾,不易控制酒量。据专家估计,高血压患者中约 5％～10％是由喝酒引起的,目前认为喝酒所致的高血压是可逆的,只需戒酒或减饮酒量就可使血压降低或恢复正常。经常饮酒者与非饮酒者的高血压患者用同样的药物治疗后,饮酒者的血压常不易被控制;戒酒后,除血压下降外,患者对药物治疗的效果也大为改观;而重度饮酒者戒酒后大多数患者血压可降至正常,只要坚持戒酒,血压可稳定相当长一段时间,但如重新饮酒血压又可回升。饮酒引起血压升高的可能机制:①神经兴奋性增强;升高皮质激素,儿茶酚胺水平上升;影响肾素-血管紧张素及血管加压素和醛固酮的作用。结果心跳加快,心输血量增加。②影响细胞膜的流动性、通透性,引起钠钾泵活性异常和离子转运功能障碍,使细胞内游离钙浓度增高,外周血管阻力增加。饮酒的急性效应可以是血压相对降低,或升高、或不变,没有发现一致性的血压升高作用。在饮酒间歇阶段,由于肾上腺素的过度释放,可使血压一过性升高。

目前,一般认为,高血压患者应戒酒。如一时难以戒酒,男性每日饮酒的酒精量应少于 20～30 克(约合 40 度白酒 1 两),女性则应少于 10～15 克(约合 40 度白酒半两),孕妇不宜饮酒。

高血压运动误区

误区 40. 怕血压升高在家里养着不活动

许多高血压患者提起加强运动都会很害怕,生怕运动会使已经高的血压更高,引起危险。似乎得了高血压病成了残疾人,整天应该在家里养着不活动。

岂不知,运动是降压的一种好方法,长期坚持适量运动(如游泳、每天快步走 30 分钟以上)都可以起到降压的作用。虽然,运动会使血压在一定程度上短暂上升,但若在服降压药控制好血压的情况下,血压不会升高。快步走和游泳是高血压患者最佳运动方式,既可以降血压,又可以降甘油三酯和减肥。

当然,高血压患者也要注意,不应做某些激烈的运动,如快步登高、爬山、举重、拉单杠等。若高血压合并冠心病者更应注意,否则很有可能会引发心律失常、心肌梗死或脑出血,导致"猝死"。

误区 41. 高血压患者运动时很危险

正常人在剧烈运动中血压会有所升高,但只是收缩压升高 50～70 毫米汞柱,舒张压不变,有时还会下降 4～14 毫米汞柱。高血压病患者只要运动适度,就可以防止收缩压一时性过度升高,而运动后恢复期的血压会低于运动前的水平,即出现运动后低血压反应,这对预防和治疗高血压病大有好处。所以,适度的运动是高血压病患者非药物治疗的主要方法之一,它不仅能产生明显的降压效果,还有助于控制体重,调节血脂,促进机体代谢。一般情况下,运动一段时间后,收缩压可降低 10 毫米汞柱,舒张压可降低 8 毫米汞柱。

误区 42. 运动降压没有奥秘

有句话说:"年轻时,用健康换金钱,年老时,用运动换健康"。

(1)运动可改善自主神经功能,降低交感神经张力,减少儿茶酚胺的释放量,或使人体对儿茶酚胺的敏感性下降。

(2)运动可提升胰岛素受体的敏感性以及"好胆固醇"——高密度脂蛋白,降低"坏胆固醇"——低密度脂蛋白,减轻动脉粥样硬化的程度。

(3)运动能锻炼全身肌肉,促使肌肉纤维增粗,血管口径增大,管壁弹性增强,心、脑等器官的侧支循环开放,血流量增加,有利于血压下降。

(4)运动能增加体内某些有益的化学物质浓度,如内啡呔、五羟色胺等,降低血浆肾素和醛固酮等有升压作用物质的水平,使血压下降。

(5)精神紧张或情绪激动是高血压病的一大诱因,运动可稳定情绪,舒畅心情,使紧张、焦虑和激动得以缓解,有利于血压稳定。

(6)运动除了可以促进血液循环,降低胆固醇的生成外,并能增强肌肉、骨骼,同时减少关节僵硬的发生。

(7)运动能增加食欲,促进肠胃蠕动、预防便秘、改善睡眠。

要养成运动的习惯,最好是做有氧运动。有氧运动同减肥一样可以降低血压,预防高血压发生。如散步、慢跑、太极拳、骑自行车和游泳都是有氧运动。

误区 43. 高血压患者什么时候运动都行

对于高血压患者来说,最好的锻炼时间是下午 3 点到晚上 9 点。

这是对于高血压的治疗的最好时机,也是出现意外最低的时间。

要避免在"高峰期"进行运动。"高峰期"一般指的是早上 6 点到 9 点,这一时段,患者经过一夜睡眠,没有喝水和活动,血流速度变缓,血液在血管里容易变得黏稠,造成时段性血黏稠。这时运动很容易出现心肌梗死、脑梗死。另外,此时人的交感神经活性较高,心率容易加快,血压会升高,若坚持运动会存在心律失常甚至猝死的风险。

误区 44. 不了解高血压患者的运动程序

(1)热身运动:每次运动开始时,应先进行 10～15 分钟的热身运动。主要包括两部分,一是低强度的有氧运动,例如缓慢步行,目的是升高体温,使机体尤其是心血管系统做好准备;二是肌肉伸展和关节活动,目的是避免运动中肌肉和关节受到损伤。

(2)运动训练:包括以下几种形式:①连续型,指无间歇期的连续运动。②间断型,指运动时有间歇期。间歇时,可以完全停止运动,即被动休息,亦可以进行低强度运动,即主动休息。③循环型,指几种运动形式交替重复连续进行。④间断循环型,指在循环运动中加入间歇期。

(3)整理运动(凉身运动):在每次运动训练结束时,应有恢复期,使机体逐渐恢复到运动前的状态,避免由于突然停止运动而引起并发症。整理运动包括低强度有氧运动、调整呼吸、肌肉伸展、关节活动等,一般持续 5～10 分钟。

误区 45. 高血压患者的运动要点不是"三、五、七"

对于高血压患者来说,一般不提倡举重、角斗、百米赛这种无氧代谢运动,而以大肌群节律性运动为特征的有氧代谢运动如步行、慢跑、游泳、骑车、登山、球类、健身操等为好。

高血压患者在运动中通常要遵循"三、五、七"的运动要点,对身体是很安全的。"三"指每天步行约三公里,时间在 30 分钟以上;"五"指每周要运动五次以上,只有规律性运动才能有效果;"七"指运动后心率加年龄约为 170,这样的运动量属中等度。比如 50 岁的人,运动后心率达到 120 分/次,60 岁的人,运动后心率达到 110 次/分,这样能保持有氧代谢。若身体素质好,有运动基础,则可到 190 左右,身体差的,年龄加心率到 150 左右即可,不然会产生无氧代谢,导致不良影响或意外。

误区 46. 高血压病患者运动方式无讲究

并非所有的运动都适合高血压病患者,如无氧运动(力量型运动、快速跑步等)会导致血压快速大幅度升高,对高血压病患者有一定危险。一致认为,高血压病患者的运动方式应以有氧运动为主,包括步行、慢跑、骑自行车、游泳、慢节奏的交谊舞和体操等,此外,太极拳等也是高血压病患者有效的运动治疗方式。患者还可以在康复科医生的指导下进行一些放松练习。

另外,只有适度的运动才会产生降压效应。所谓适度,是指一定的运动时间、运动强度和运动频率。一般而言,一天总的运动时间为 30～60 分钟,每星期运动 3～7 天。运动强度以停止活动后心率 3～5 分钟内恢复正常为宜(50 岁以上者运动时的心率一般不超过 120 次/分)。如步行,速度一般不超过 110 步/分,约 50～80 米/分,每次运动 30～40 分钟。运动效果的产生至少需要一周,要达到较显著的降压效应,则需 4～6 周。当然,这并不是绝对的。运动要持之以恒,否则,运动效果会在停止运动后两星期内完全消失。

知识窗

　　高血压适宜的运动方式有：散步、慢跑或长跑、太极拳、气功和放松训练等。这些运动均适宜于高血压患者，可根据自己的实际情况，选择合适的运动方式。要注意，运动不可三天打鱼两天晒网，一定要坚持下去，积极配合其他治疗方法，一定会收到良好效果。

误区 47. 高血压患者没有最佳运动标准

　　最佳运动标准，是以最大心率为准。

　　计算公式为：　　　　220－年龄＝最大心率

　　　　　　　　最大心率×70％＝靶心率（THR）

　　靶心率是既安全，又达到锻炼目的心率、在靶心率的状况下运动20～30分钟就达到锻炼目的。每周运动5次即可。

　　心率不是固定的，有一定波动范围，以60岁者为例其变化如下：最大心率为220－60＝160次/分；靶心率为160×70％＝112次/分；实际心率为112±（112×10％）＝101－123次/分。

　　心率也叫脉率，绝大多数人难以照上面的标准进行运动，可以因人而异。即按照自身状况，选择运动形式、运动量、运动时间等。总之，应因地制宜量力而行，循序渐进，以舒爽为度，持之以恒。因地制宜，因居住环境，住室条件的差别，不必照他人的运动方式进行。在现有条件下制定自己的运动计划。量力而行，极为重要，多数高血压患者多为中老者，过去又缺少运动，看到他人运动收效，即行照搬。常因运动量过大而出意外。循序渐进，从运动规律来说，应从轻量度开始,逐步加量,一般以运动时心率在 100～120 次/分为适合。以舒爽为度:由于运动量未超过自己的承受力,节律缓慢,动作放松,有微汗出,运动结束后,有一种轻松爽快的感觉。

误区 48. 高血压患者运动过量

通常高血压患者服药的种类各不相同,因此即使是在安静的状态下,心率也有加快或减慢的情况,由此可致患者对运动的耐受力下降。

当服用普萘洛尔、美托洛尔等 β 受体阻断剂时,心率减慢。有些患者(黄种人比白种人更加明显)安静心率可以减慢到 50～54 次/分。如果患者是一个 60 岁的人,平日活动量又比较少,在进行有氧运动时,其心率可能会跳到 96～112 次/分。此时患者可能会感到心慌、气短,血压可能升高。因此,建议服用 β 受体阻断剂的高血压患者在运动时注意测量心率,将心率控制在 90 次/分以下比较安全。

心率加快的有些药物(如硝苯地平)能加快心率,一些患者在服药 10 分钟后,在安静状态下心率即可增加到 80～90 次/分,患者能感到心跳,稍事运动就能感觉心慌、气短。建议患者在服药后心率反应最强烈的时间段(实际上是体内药物浓度较高的时候)不做大肌肉活动,只做腹式呼吸和舒缓的动作。

有些降血压的药物可能会产生轻度抑郁症状,患者千万不要放弃有规律的运动和其他有益的娱乐活动。

误区 49. 高血压患者均不能游泳

实际上这不能一概而论。一般来说,1 级原发性高血压的患者,症状并不严重,若以前又是游泳爱好者则可以游泳。即使不会游泳的人，也可以适当学习游泳，有利于疾病的治疗和康复，但由于游泳的运动量较大，故每次游泳的时间不宜过长。有心、脑血管并发症者（如2、3级高血压）或即使是早期高血压患者，但症状比较明显时，最好不要游泳，以免发生中风等危险。此外，继发性高血压（或称症状性高血压），如由多囊肾、嗜铬细胞瘤、肾炎等疾病所引起的高血压，在原发病未治愈之前亦不宜游泳。

误区 50. 舞蹈不能治疗高血压病

舞蹈也是一种运动，它既可锻炼身体，又可表达思想、抒发情感、宣泄郁闷，从而可使自己的情绪得到调节和改善。所以，如能坚持舞蹈疗法，不仅能直接通畅气血、舒筋活络、滑利关节，而且可以使高血压患者的情绪安定、心情舒畅，以缓解工作和生活中的紧张、焦虑和激动，可以使大脑皮质、中枢神经系统、血管运动中枢的功能失调得到调节，并促使全身处于紧张状态的小动脉得到舒张，从而有利于血压下降。

舞蹈的种类很多，有民间舞蹈、现代舞蹈、古典舞蹈之分，适合于高血压病舞蹈治疗的，主要是前二类，它们有秧歌舞、红绸舞、腰鼓舞、扇子舞、交谊舞、小伦巴舞、中老年迪斯科舞等。舞蹈疗法的运用方式有主动表达式和被动接受式之分，前者即由患者亲自从事舞蹈活动来治疗疾病，后者即指以观赏舞蹈艺术来治疗疾病，而高血压患者可结合自己的具体情况选择合适的方式及舞种。舞蹈疗法虽有调理身心、养生治病、防治高血压病等作用，但在具体运用中，应注意以下事项。

治疗高血压病的舞蹈疗法只适合于1，2级高血压患者，而对病情较重的高血压患者或对于头晕头痛等症状明显者，不宜用舞蹈疗法。运动量不宜过大，应注意循序渐进、量力而行，还应注意不宜选用动作过大、动作过多、节奏过强的舞种,老年体弱的高血压患者更是如此。要控制时间,每日 1～2 次,每次可跳 30～60 分钟。

误区 51. 只要坚持运动,就可以不服降压药

定期体育锻炼有助于降低血压,特别是那些经常达到出汗状态的体育运动。一些人误以为自己天天参加体育锻炼,就可以不服降压药了。这样的想法是不对的。体育锻炼的降压作用非常有限,而且往往缺乏长期性。对高血压病,目前仍以药物治疗为主,非药物治疗只能作为辅助疗法,运动疗法也是如此。一旦戴上高血压帽子,就要做好终身服药的思想准备。当然,经过一段时间的适度运动后,高血压病患者可以让医生根据近期的血压情况,调整原有的用药剂量和方案。高血压病患者切忌自行停药。而必须经过专业医生评估后,由医生决定是否有必要调整降压药剂量甚至停药。

高血压患者的心理和生活习惯误区

误区 52. 忽视心理压力对高血压的影响

高血压是一种身心疾病,心理因素可明显影响血压的高低。根据对北京 24 所高校的调查,发现中年知识分子患高血压的占 60%,而工人组只有 16%。中年知识分子患病率高的一个因素,就是工作的持续紧张。心理障碍甚至可使降压药失灵。精神负担过重,心情不愉快,对各种"生活事件"缺乏思想准备或不能正确对待,甚至过度疲劳、休息不好、睡眠不足,都可导致血压升高和影响服药效果。因此,要尽量排除这些因素的干扰和影响。

现代科学认为许多疾病的根源始于有害的社会心理因素,一切不良的精神因素,都可成为"应激"原,而破坏神经系统的平衡,导致神经-内分泌-免疫系统的异常,引起疾病的发生、发展与转归。高血压病早就被列为典型的心身疾病。有研究观察高血压患者比健康人更内向,情绪不稳定,人际关系敏感,焦虑抑郁,偏执等。

心理生理学研究也提示,精神紧张、自主神经活动及条件作用均可引起高血压。心理不平衡可促成心血管疾病,而心血管疾病本身又可进一步造成心理紧张失衡。健康教育应从高血压患者社会环境、躯体状态、心理因素同时着手。

通过心理疏导、放松疗法、倾听音乐、兴趣培养、催眠暗示等心理治疗降压效果明显。应注意指导患者加强自我修养保持乐观情绪,学会对自己健康有效的保健方法,消除社会心理紧张刺激,保持心理平衡与肌体内环境的稳定,达到治疗和预防高血压的目的。

误区 53. 高血压患者无需日常心理调节

高血压病患者保持心境平和、情绪乐观十分重要，良好的情绪能使血压稳定，有利于高血压病的恢复。

（1）克服紧张情绪：人在紧张、忧愁、愤怒、悲伤、惊慌、恐惧、激动、痛苦、嫉妒的时候，可出现心慌、气急和血压升高，甚至导致脑血管痉挛或破裂、中风致死。高血压病患者的情绪变化，常常会导致血压不同程度地波动。而做一些业余的手工操作，如缝纫、编织、木工、雕刻等，可以使脑力有个歇息的机会。练字、绘画，可使情绪稳定，精神完全进入一个宁静的境界。

当心情不佳、紧张焦虑时，改换一下环境，去郊外、公园、河边、山顶欣赏一下大自然的美景，可将注意力转移，达到精神松弛的目的。遇到不满意的人和事，要进行"冷处理"，避免正面冲突，遇事要想得开，切忌生闷气或发脾气。还应培养多种兴趣，多参加一些公益活动及娱乐和运动，做到笑口常开，乐观轻松。

（2）避免心理负担过重：部分高血压病患者发现血压增高后，思想负担很重，情绪极不稳定，终日忧心忡忡，结果使血压增高，病情加重。有的患者出现消极沮丧、失去信心等不良心理，觉得自己给家庭和社会带来负担，成为"包袱"，不愿按时服药，不肯在食疗、体疗等方面进行配合，等待"最后的归宿"。也有的患者因降压治疗一时不理想，对治疗失去信心，变得焦躁不安，怨天尤人。虽然高血压病的治疗目前尚缺乏治本的方法，需要长期作战，但若能在药物治疗的同时避免增加心理负担，改变生活方式，进行自我安慰，病情是可以控制的，并发症也是可以减少的。

（3）纠正猜疑心理：一些患者一旦确诊高血压病之后，便把注意力集中在疾病上，稍有不适便神经过敏，猜疑血压是否上升了，是否发生并发症了,终日忧心忡忡。有的患者看了一些有关高血压病的科普读物,或报纸杂志上的科普文章,便把自己的个别症状及身体不适进行"对号入座",怀疑自己毛病加重,或百病丛生,对医生的解释总是听不进去,有时总是希望医生说自己病情严重,有点头晕头痛,便怀疑是否有中风的危险,有点肢体麻木便断定是中风先兆。

误区 54. 高血压患者乘机无讲究

据观察,血压控制不理想,在乘机时心脑血管意外的发生率明显增加。这是因为飞机起降时重力变化、舱内气压(一般机舱内气压在巡航时维持在海拔 2600 米水平)、气流、体位变化、狭小的空间等对人体产生了一系列影响。

大多数心血管、神经内科医生和航医都主张患者将血压控制在理想水平后再乘机。即青年、中年人或糖尿病患者降到理想或正常血压(<130/85 毫米汞柱),老年人(男性 55 岁、女性 65 岁以上)至少降至正常高值(140/90 毫米汞柱)最妥。

从航空医学的角度来说,应对降压药物进行选择。部分药物,服后可产生一些不良反应,于乘机不利,应予注意。如肾上腺神经阻滞剂(胍乙啶等),中枢性阻滞剂(可乐定等),α、β受体阻滞剂(拉贝洛尔等)可产生体位性低血压;α受体阻滞剂(哌唑嗪等)能作用于中枢神经系统引起眩晕;部分血管扩张剂(硝普钠等)可引起恶心、呕吐等。平时服用这些药物的患者,在乘机前最好在医生指导下改用其他药物。地平类(如硝苯地平等)、洛尔类(如普萘洛尔等)、利尿剂(如螺内酯等)、普利类(如依那普利等)、沙坦类(如氯沙坦等),由于较少发生对航空旅行不利的不良反应,适合于高血压患者乘机时使用。

对于通过非药物治疗来控制血压的 1 级高血压(140～159/90～

99 毫米汞柱)患者,应尽量将血压控制到理想水平,最好备用一点降压药物或在乘机前小剂量服用一点降压药物,还应采取措施,尽量避免血压波动。

对于恶性高血压(病情急剧发展,舒张压常持续在 1305 毫米汞柱以上,并有眼底出血、渗出或乳头水肿)患者、妊高症患者、脑血管意外病后 2 周内、心肌梗死病后 1 个月以内的患者,是严禁乘机的。此外,3 级高血压(血压≥180/1105 毫米汞柱)控制不理想者、心血管及开颅术后恢复期者、心功能Ⅱ级以下患者、高龄(80 岁以上)患者、合并糖尿病患者及肾脏损害或蛋白尿(24 小时尿蛋白>1 克)的患者,乘机应谨慎,最好征得医生的同意。

旅行时,建议患者备足降压药物和必备的急救药物。登机前,可酌情服用一点镇静剂。飞行中,应尽量保持轻松、愉快的心情,避免怒、悲等情绪波动。航程中,如觉不适,当症状同平常血压波动一样时,可酌情加服一次降压药,或掐合谷穴。如发生剧烈头痛、剧烈眩晕及呕吐和恶心、心前区疼痛不适、呼吸困难、大汗淋漓等时,则可一方面服用应急药物(千万记住将药品放在随手可取出的位置),一方面向机组人员报告,请求帮助。必要时机组会采取紧急措施。

误区 55. 不了解老年人高血压冬季洗澡的注意事项

在寒冷的冬天,洗热水澡既可以清洁皮肤,又能够促进血液循环,加速机体的新陈代谢,有解除疲劳之功效。但是,据报道,每年有近 10%～20% 的高血压老人在洗澡时发生脑血管意外。其实意外的发生,问题并不在于洗澡本身,而是由于洗澡的方法不当。因此,高血压老年人冬天洗澡应该注意以下十点:

(1)忌空腹洗澡。因为在洗澡过程中身体会消耗很多热量,老年人糖原储存量较青年时少,容易因血糖过低而发生低血糖性休克。

（2）忌水温过高。冬天,许多人喜欢用很烫的水洗澡,以为这样可以避免着凉。其实不然,当人一下子进入热水中,会反射性引起心跳骤然加快,血压在短时间内升高,但随后很快由于全身皮肤和皮下血管扩张,血压又会逐渐下降甚至降到低于洗澡前的水平,并且大量的血液滞留在外周血管,使得大脑和心脏等重要器官的血液供应减少。这种血液分布的改变,可引起血压大幅度升降,对高血压患者或其他心、脑血管病患者来说,都是极其危险的。同时,如果水温在40度以上,因为超过了人体的温度,使热量不易散发,也容易发生虚脱。一般来说,洗澡水温以人体体温相似最好。

（3）忌浴室和换衣服的地方温度太低。在入浴前和出浴后由于寒冷,会引起血管收缩,导致血压升高。而入浴后会造成血压降低。如此环境温度的落差,使血压骤然升降,增加高血压病患者发生意外的几率。

（4）忌在水中久泡。如果在水中久泡,皮肤毛细血管扩张,容易引起大脑暂时性缺血,严重时可晕倒。患有高血压、动脉硬化的老年人,在热水中久泡,有诱发中风的危险。泡澡时间最好控制在半小时以内,洗澡后还应休息半小时左右。

（5）忌饱餐后立即洗澡。如果饭后立即洗澡,会因气温的升高,热量的刺激,使皮肤血管扩张,胃肠道中的血液相对减少,从而妨碍了食物的消化和吸收。建议在餐后一小时洗澡较好。

（6）忌用碱性强的肥皂或各种香波乳剂洗澡。这些碱性化学物质容易刺激皮肤,引起瘙痒和炎症。老年人适宜用含脂肪较多的羊毛脂皂或香皂,擦皂后多用清水冲洗干净。

（7）忌洗澡过勤。老年人皮脂腺分泌减少,滋润能力较差,如果洗澡过勤会使皮肤因缺乏油脂而变得粗糙、干燥、皮屑增多,甚至发生皮肤裂纹或损伤。一般冬季一周洗一次即可。

（8）忌用力擦皮肤。拼命搓擦皮肤,会造成表皮细胞损伤,甚至出血,使皮肤这一人体自然屏障损害,细菌或病毒乘虚而入。

(9)忌锁门。高血压老人冬天洗澡时,不要锁死浴室的门,洗澡时最好家里有人,一旦出现问题能及时请求帮助。

(10)忌浴室地板太滑。高血压老人冬天洗澡时,要注意防滑。如果浴室地板比较滑,最好让人搀扶到浴室,以防摔倒引起外伤。

误区 56. 休息与睡眠对高血压患者影响不大

(1)中午小睡:工作了一上午的高血压病患者,在吃过午饭后,稍一活动,应该小睡一会儿,一般以半小时至1小时为宜,老年人也可延长半小时。无条件平卧入睡时,可仰坐在沙发上闭目养神,使全身放松,这样有利于降压。

(2)娱乐有节:睡前娱乐活动要有节制,这是高血压病患者必须注意的一点。如下棋、打麻将、打扑克要限制时间,一般以1~2小时为宜,要学习控制情绪,坚持以娱乐健身为目的,不可计较输赢,不可过于认真或激动。否则会导致血压升高。看电视也应控制好时间,不宜长时间坐在电视屏幕前,也不要看内容过于刺激的节目,否则会影响睡眠。

(3)睡前烫脚:按时就寝,养成上床前用温水烫脚的习惯,然后按摩双足心,促进血液循环,有利于解除一天的疲乏。尽量少用或不用安眠药,力争自然入睡,不养成依赖催眠药的习惯。

(4)缓慢起床:早晨醒来,不要急于起床,应先在床上仰卧,活动一下四肢和头颈部,伸一下懒腰,使肢体肌肉和血管平滑肌恢复适当张力,以适应起床时的体位变化,避免引起头晕。然后慢慢坐起,稍活动几次上肢,再下床活动,这样血压不会有太大波动。

误区 57. 长期吸烟不会影响降压效果

"吸烟有害健康"虽然是一句众人皆知的健康警示语,但很多人把它理解得太局限了，以为吸烟主要就是对肺部造成伤害。其实据统计，在与吸烟有关的死因中，心血管疾病大约占 33%，肺癌占 28%，呼吸系统疾病占 22%，除肺癌以外的其他癌症至少占 7%。吸烟者更多的是死于心血管疾病，而不是肺病。

很多人可能不理解，吸烟者把烟直接吸入到肺中，怎么会跟高血压等心血管疾病联系在一起呢？

我们不妨从一支烟被吸入人体开始说起。吸烟者每吸一支烟，烟中的烟焦油、一氧化碳、氨及芳香化合物等有害成分，会进入体内，长期吸烟会逐步造成机体内皮细胞受损，心率增快，肾上腺素分泌增加，使血压暂时性升高。此外，香烟中的化学成分具有收缩血管等效应，继而导致血压升高。

长期大量吸烟，血压会持续增高，血管也会受到损坏，很容易发展成为高血压，以及其他心血管疾病。

高血压患者应该比正常人更注意远离烟草。有研究显示，有吸烟习惯的高血压患者，由于烟草的作用，机体对降压药物的敏感性会明显降低，降压治疗不易获得理想效果。长期吸烟的高血压患者在降压过程中，不得不加大降压药用量，但治疗效果往往比不吸烟者差。

另外，吸烟对血脂代谢也有一定影响，可使低密度脂蛋白升高，高密度脂蛋白降低，加快动脉硬化进程，容易引发恶性高血压、中风、心绞痛或心肌梗死等恶性心血管事件。

因此，高血压患者在坚持服用降压药物的同时，一定要注意远离烟草。其实，任何时候戒烟都能从中获益。哪怕仅仅戒烟一年，患血脂异常、冠心病等心血管疾病的危险性大约就可以降低一半左右。且戒烟时间越长，危险性越低。

高血压的预防误区

误区 58. 不了解高血压的"三级预防"

一级预防:对有引起高血压的危险因素,但尚未发生高血压的人群采取有效的预防措施,以减少发病率。具体为:①健康的生活方式:包括限盐(每日摄盐量不超过 10 克)、减体重、合理膳食,并减轻心理社会压力。同时戒烟限酒,少食高脂肪、高热量饮食。②适当锻炼:多做有氧运动,如步行、慢跑、爬山、骑自行车等。生命在于运动,所谓"流水不腐,户枢不蠹"。人体就像机器一样,要不停地运动才能保证不"生锈"。锻炼可使人体各个器官新陈代谢旺盛,推迟器官衰老。体育锻炼可以促进血液循环,降低胆固醇生成,促进能量消耗,起到减肥的效果。锻炼的强度与时间应当因人而异,一般以 30～60 分钟为宜。

二级预防:对已患有高血压的人采取有效的治疗措施,防止高血压加重,预防并发症。

早期治疗高血压病,减低高血压并发症的危险因素。如果非药物方法不能控制血压,就应及时就医,在医生指导下合理用药。目前常用的降压药物有利尿剂、洛尔类、普利类、地平类、α 受体阻滞剂及沙坦类等六大类。治疗高血压病的理想降压药物应能够逆转高血压病的血流动力学改变,保持良好的器官血流灌注;预防和逆转靶器官的损害,减少并发症发病率和死亡率;改善整体健康状况,保证生活质量,不引起代谢障碍,且无不良不良反应。我国未治疗的高血压患者中,70％～80％死于脑血管病,10％～15％死于冠心病,5％～10％

死于肾衰竭。与血压正常人群相比,平均寿命缩短 15～20 年。药物降低血压可有效防治脑血管病、心肌梗死、心力衰竭、肾衰竭,阻止高血压病的恶化。

患者血压稳定且无明显并发症时,可进行适当运动,如快步走、慢跑、骑自行车、游泳、打网球、跳绳、打羽毛球等。当患者血压控制不好或有明显并发症时,只可进行较温和的运动,如散步、做操、打太极拳等。

三级预防:对 3 级(重度)高血压患者进行抢救,有效预防并发症,同时进行康复治疗。长期高血压可导致心、脑、肾等靶器官损害。

误区 59. 重视药物治疗,轻视一级预防

部分患者发现高血压后,积极采取药物治疗,但对医务人员提出的一级预防的建议却置之不理。殊不知在高血压病的九大致病危险因素中,除遗传、年龄和性别为不可控制因素外,高盐、低素食、肥胖、吸烟、职业、不良环境及噪声等各种精神刺激以及个人性格等都为可控制因素,通过长期、持续、合理、科学的调节,减少或延缓危险因素的产生,就可有效地延缓高血压的发展。

误区 60. 血压不高就无需定期测量

高血压病的发病隐匿,进展缓慢,初期几乎无症状或偶尔出现头昏、头晕现象,经过休息之后可自行缓解。只有当病情加重,或有心、脑、肾并发症时才出现明显的临床表现。因而在疾病早期,如果没有及时测血压的话,许多患者并不知道自己患了高血压病,久而久之使得病情进展并引起诸多并发症。有些高血压并发症是致命性的,如高血压脑病、高血压危象、急性脑血管病和心肌梗死等。正是由于不

少中年人疏于对血压的定期监测,而致患者失去了早期防治的机会。我国开展的相关调查表明,目前对高血压病的认知率、治疗率和控制率等"三率"仍处于低下状态,将近半数的急性脑血管病患者甚至在发病前都不知道自己已患高血压多年。这些都说明中老年人应当特别重视对血压的监测,至少每年测定血压 2~3 次。特别是超重及肥胖者、口重(摄盐量大)者、长期吸烟和饮酒者,以及绝经期前后的妇女等高危人群,更需要重视血压的监测,最好每 2~3 个月测定血压1 次。

误区 61. 儿童时期无需预防高血压

高血压是成人的常见病,但近年来儿童的高血压患病率也在逐年升高,另有研究发现成人高血压患者在其儿童时期已存在高血压的高危因素,如肥胖、不健康饮食等,尤其当 6~9 岁儿童血压≥122/78 毫米汞柱,10~12 岁≥126/82 毫米汞柱,其成年后患高血压的概率大大升高。因此,预防高血压要从现代社会中生活条件优越的孩子抓起。

(1)减肥:随着生活水平的提高以及饮食结构的改变,我国儿童肥胖的发生率上升到约为 7%,已成为人们关注的社会现象。体重与血压直接有关,肥胖者高血压病发病率比正常者体重高 3 倍以上。预防及治疗高血压病首先都应减肥,必须在增加运动量的基础上进行饮食结构的调整。

(2)控制饮食:肥胖儿童每日摄入热量不应超过 1300 千卡。提倡食用富含膳食纤维的食物及粗粮等低热量食物,如胡萝卜、芹菜、生梨等;少吃高热量的食物如冰淇淋、汉堡包及巧克力等。

(3)调整饮食结构:多食用动植物蛋白质如鸡蛋、瘦肉、鱼、豆制品等能保证儿童生长发育所需的氨基酸,限制脂肪的摄入,尤其少吃含饱和脂肪酸的动物脂肪,如肥肉、奶油蛋糕、炸鸡块等,宜使用含不饱和脂肪酸的植物油。

(4)高钙钾,低钠盐:钠盐摄入增加2倍,高血压病的发病率亦增加2倍,尽量少吃咸菜、腐乳、咸肉等腌制品;每天补充足够的钙质可预防高血压,牛奶、核桃、虾皮等均富含钙;钾可拮抗高钠食物引起的高血压倾向,故应多进食富含钾的食物,如香蕉、橘子、紫菜、黑木耳等。

(5)充足的维生素及微量元素:如维生素C、E、B族及锌、镁、硒等微量元素可预防高血压病及冠心病,广泛存在于食物中,如西红柿、油菜及苹果、山楂、小麦胚芽、花生等。

(6)增加活动:运动有利于多余热量的消耗,使新陈代谢良性循环,孩子才能长得壮,不发胖,适当的日晒还有利于钙质的吸收。

误区 62. 中年人不关注自己的血压

高血压的危害已开始引起广大患者重视。多数门诊患者知道高血压会导致脑血管病或心脏病、但知道会损害肾脏或眼底者不到1/4。对有关高血压知识来源排序表明,报纸/杂志占第一位,朋友/家人列第二,然后是医生和电视。

专家建议:

(1)35岁以上人群高血压发病比例较高,且绝大多数为中、高、极高危者,有必要建立35岁以上人群就诊首诊测量血压制度。

(2)高血压相关知识的掌握程度是影响高血压知晓率、治疗率、控制率的重要因素,应重点加强这一人群的健康教育。

(3)高血压常识掌握不够全面、充分,低文化程度者更为突出。政府有关部门、宣传机构、医疗卫生人员应高度重视这一问题,做好高血压的健康教育工作。

(4)高血压患者进行降压治疗的比例有待提高,尤其是有效控制率较低,应予以高度重视。

(5)食肉多、口味咸、体力活动少、超重,是高血压重要相关因素。合理膳食、减重、加强体育锻炼,有助于防治高血压。

(6)门诊调查人群中,中青年对高血压的知晓率、治疗率均低,应加强这一人群的检测及健康教育。

误区 63. 高血压不能有效地预防

(1)定期测量血压。这是早期发现症状性高血压的有效方法。对有高血压家族史的人,从儿童起就应定期检查血压。正常小儿的收缩压=年龄×2+80(毫米汞柱),舒张压为收缩压的 2/3~3/5。学龄儿童正常最高值 120/80 毫米汞柱对无高血压家族史的人,从 40 岁起应定期测量血压,有的高血压患者可维持 10~20 年无症状,一旦发现已是 1 级(轻度)以上。

(2)限盐。许多研究证明摄盐量与高血压发生率成正相关。终生低钠的人群,几乎不发生高血压。世界卫生组织规定,每人每天的食盐摄入量为 3~5 克,这对预防高血压有良好的作用。有高血压家族史的人,最好每天只吃 2~3 克盐。

(3)戒烟。吸烟可以使血压升高,心跳加快,吸一支烟有时可使血压上升 25 毫米汞柱。尼古丁作用于血管运动中枢,同时还使肾上腺素分泌增加,引起小动脉收缩。长期大量吸烟,可使小动脉持续收缩,久之动脉壁变性、硬化、管腔变窄,形成持久性高血压。

(4)控制体重。超重给机体带来许多不良反应。胖人高血压的患病率是体重正常者的 2~6 倍,而降低体重则可使血压正常化。有人对 2 级(中度)高血压进行 5~10 年的观察,发现平均体重下降 5%,曾使 2/3 依靠药物降压的患者放弃服药;降低体重还可明显减少降压药剂量。控制高糖、高脂食物,少食多餐,积极参加体育锻炼是减肥的重要方法。

(5)积极参加体育锻炼,放松紧张情绪。20世纪的现代富贵病,缺乏户外锻炼是一个主要原因。缺乏体育锻炼易使脂肪堆积,体重增加,血压升高。体育锻炼还可使紧张的精神放松,慢跑、散步、游泳等均对稳定血压有很大好处。

误区 64. 得了高血压就无需预防了

高血压的一级预防是指已经有高血压的危险因素存在,但尚未发生高血压的患者控制危险因素防止高血压的发生所采取的预防措施。那么,已经得了高血压还要预防吗?怎么预防?预防有效吗?这就是高血压的二级预防,也就是说,对已经得了高血压的人做到早发现、早诊断、早治疗,预防病情进一步加重,预防心、脑、肾等重要脏器并发症的发生。

怎样做好高血压的二级预防呢?首先要坚持健康生活方式;其次及时发现高血压;第三将血压控制在理想水平;第四同时控制高血压的危险因素。如果有条件的话,35岁以上的人每年至少应测量一次血压。如果您的高压和低压分别低于140和90毫米汞柱,说明您的血压正常;如果连续3次不在同一天量血压,高压大于等于140或低压大于等于90毫米汞柱,就诊断为高血压了。此时应去医院,寻求合理的治疗。

尽管高血压病严重威胁着人们的健康,但是国内外许多成功的经验告诉我们:高血压病是可防可治的。有研究资料证明,采取健康的生活方式可使高血压病的发病率减少55%;对高血压病的及时而合理的治疗,可使高血压病的严重并发症再减50%。这就是说,75%的高血压病及其并发症是可以预防和控制的。关键在于人人都应自觉地提高自我保健意识,严格控制自身的行为方式,认真配合医生的治疗,那么,健康长寿是大有希望的。

误区 65. 治疗高血压病的最终目的不是保护靶器官

靶器官是我们在阅读医学文章时经常会看到的一个名词。所谓靶器官指的是某一疾病或某一药物所影响、所针对的器官。举例来说,高血压病最容易损害心脏、脑、肾脏、血管和眼底视网膜等器官,那么这些器官就是高血压病的靶器官。

治疗高血压的目的不仅在于将血压降低到正常范围,还在于控制并减少与高血压有关的心、脑、肾和周围血管等靶器官损害,全面降低由高血压引起的并发症,如心肌梗死、脑血管病、肾衰竭、心力衰竭等的发病率和死亡率。

现代医学研究表明,如果高血压患者在靶器官遭到损害之前进行积极的非药物或药物治疗,有可能使高血压病得到控制,最大限度地降低心、脑、血管疾病的死亡率和病残率。改善患者生活质量,延长寿命。一旦靶器官出现损害,高血压已进入中重度阶段,血压骤变,随时有致命的危险。因此高血压的预后取决于血压控制好坏和靶器官的受损程度。

对于任何高血压患者,都应该将血压控制在 140/90 毫米汞柱以下,而对于老年男性患者,对于伴有吸烟、糖尿病、糖耐量异常、血脂异常、肥胖、早发冠心病家族史等危险因素的高血压患者,其血压的控制要求更严,其中糖尿病患者血压要求控制在低于 130/80 毫米汞柱的水平。

高血压的靶器官不是一个而是多个。心脏、大脑、肾脏、血管都是高血压的靶器官。在高血压的初期,虽然血压超过正常范围,但靶器官的结构和功能是正常的。随着病情的发展,靶器官逐渐受到损害,出现动脉硬化、心肌缺血、肾功能障碍、大脑萎缩等异常。在靶器官损害较为严重的情况下,血压超过 160/100 毫米汞柱对患者本人随时有致命的危险。因此,血压控制的理想值应该是:收缩压小于140 毫米汞柱,舒张压小于 85 毫米汞柱。

高血压病的预后主要取决于靶器官受损的程度,不重视控制血压,靶器官损害严重,就很有可能造成严重的并发症,提前结束生命。

总之,降血压的真正目的是:保护心、脑、肾、眼等重要靶器官的中等和微小动脉,不让这些靶器官的血管受到损害,以至于出现心肌梗死、脑梗、肾衰竭、视网膜出血等严重病变,因为这些靶器官处的血管都比较薄弱、侧支循环比较少,而出现问题后导致的损害比较大,有时候往往是致命的,比如说脑梗死,反之,比如说肢端的非主干血管动脉粥样硬化,血栓形成等影响相对较小。

误区 66. 能保护靶器官的降压药物并不多

一个理想的降压药物应该不仅能有效控制血压,还能起到保护靶器官的作用,预防和逆转高血压引起的心、脑、血管结构改变,减少或不增加心血管危险因素(如脂质、血糖,尿酸等)。而对于伴有糖尿病、冠心病、肾功能不全的患者也可安全服用。

由于各类降压药物的组成成分和作用机制各不相同,所以在靶器官保护的作用上也有很大差异。目前国内最常用的几大类降压药包括:

(1)利尿剂:如双氢克尿噻、氯噻嗪、吲达帕胺等。这是一类很有效的降压药物,尤其适合治疗老年单纯性收缩期高血压。利尿剂已被证实能减低心肌梗死的发病率和死亡率,能有效地改善心力衰竭的临床症状,降低心力衰竭的死亡率和心血管事件的发生率。利尿剂通过减少血容量,降低回心血量,降低左室充盈压,减轻心脏负荷,从而改善充血性心力衰竭的症状。但在少数情况下利尿剂会影响血脂代谢。

（2）洛尔类药（β受体阻滞剂）：如普萘洛尔（心得安）、美托洛尔（倍他乐克）等。这类药物不但降低血压，而且能改善心肌梗死患者的心肌缺血情况，拮抗心肌肥厚。其缺点是可能加重传导阻滞，对糖、脂代谢有不良影响。洛尔类药通过阻断神经激素的异常活动，全面阻滞肾上腺素，有利于心力衰竭治疗，最终能减轻心室重构。医学专家认为，洛尔类药治疗心力衰竭，不但可以较好地控制症状，而且可以减少心力衰竭的死亡率。此外，它还能增加冠状动脉的血容量，降低外周阻力，降低心室壁张力，对合并冠心病的高血压患者有益。

（3）地平类药（钙拮抗剂）：如氨氯地平、硝苯地平等。地平类药对心绞痛也有治疗作用，所以对合并心绞痛的高血压患者或老年单纯性收缩期高血压患者更为适合。地平类药具有保护缺血心肌，抗心肌及血管壁肥厚，抗动脉粥样硬化的作用，其临床疗效较肯定。但现在普遍认为，短效的地平类药如硝苯地平，可能会增加冠心病的死亡率和心肌梗死后再梗死的发生率。地平类药还可有效地解除脑血管痉挛，增加脑血流量，减轻脑水肿，修复受损的神经细胞，从而对防止脑血管病有更好的保护作用。

（4）普利类药（血管紧张素转换酶抑制剂）：如卡托普利（开博通）、福辛普利（蒙诺）、依那普利等；普利类药的优点在于不但在降压效果上能与其他药物相媲美，对糖、脂代谢无不良影响，而且能逆转左心室及血管壁肥厚，改善左心室功能，治疗充血性心力衰竭，对心肌梗死后的心脏保护作用也已获得肯定，具有抗动脉粥样硬化作用；此外，它能减少尿蛋白排出，改善肾血流，具有肾脏保护作用，对于合并有肾脏病变者，能延缓其肾功能恶化的进展；对于合并糖尿病患者，它可以减少胰岛素抵抗，延缓病情的进展，降低糖尿病的各种并发症。对于有上述情况的高血压患者，普利类药是一种安全有效的一线降压药,全面保护高血压的各个靶器官。

(5)沙坦类药(血管紧张素Ⅱ受体拮抗剂):如氯沙坦,缬沙坦等,这是较新的一类高血压药物。沙坦类药物可有效降低血压,降低尿蛋白,具有靶器官保护作用,并具有预防各种心血管并发症的潜在作用,尤其适用于对普利类药不能耐受的患者,且不良反应发生率低,具有较大临床应用价值和开发价值。

误区 67. 高血压患者保护好靶器官的措施不多

(1)坚持应用降压药,保持血压稳定在安全水平。由于对心、脑、肾造成威胁的主要因素是血压增高,因此,保护它们的关键措施是使血压维持在安全水平。所以,高血压患者必须坚持合理应用降压药,经常测量血压,使血压维持在这个"安全"水平。一般情况下,血压增高越显著,持续时间越久,或血压波动越大,对心、脑、肾等器官的损害越大。

(2)加强自我保健,不做有害于心、脑、肾的事。保护心、脑、肾,应从保护它们的血管入手,以便保障它们有充分的营养和氧气供应,保护心、脑、肾的血管,关键又在于防治血管动脉粥样硬化,调节血脂、血黏稠度。要做到这一点,除了合理应用防治动脉粥样硬化和调节血脂的药物之外,还应该合理饮食,少吃高脂肪食物,适当多吃些高维生素和含矿物质丰富的食品,如新鲜蔬菜,水产品,大豆制品等。烟毒对血管损害最大,必须严格戒烟饮酒。多吃盐不仅会增高血压,也会加重肾的负担,所以应尽量少吃盐。

(3)生活规律、劳逸结合,讲究心理卫生,建立文明健康的生活方式。心、脑、肾的健康需要文明、健康的生活方式。生活杂乱无章,过度劳累,过度紧张,消极的情绪,都可引起心、脑、肾的功能发生紊乱,久之,还可造成多种损害。因此,高血压患者应该时刻牢记这一点,并在工作和生活中认真做到。

误区 68. 稳定血压不是保护靶器官的关键

　　高血压病是最常见的一种慢性病,长期高血压可引起严重的心、脑、肾血管疾病。因此采取积极的防治措施,降低高血压病发病率,提高控制率,减少并发症和降低死亡率,已经成为高血压病的防治重点。

　　有些降压药物(如某些短效降压药等)虽然能有效降压,但不能有效保护靶器官免受损伤。其原因就是它们虽有明显的降压作用,但难以达到持续稳定血压的作用,虽然服药者的血压全天大部分时间都控制在正常范围,但血压不恒定,波动范围大,日久则造成心、脑、肾等器官的损伤。

　　针对血压不稳定导致靶器官损伤的机制,有学者创新提出了高血压治疗的三要素:①确切降压;②稳定血压;③阻断肾素-血管紧张素系统。其中的关键又在于稳定血压。

　　怎样才能平稳降压呢? 关键在于选择疗效可靠、作用持久,一天服一次具有 24 小时降压作用的长效降压药(如各类降压药的缓、控释剂),而且血药浓度稳定,不易受其他药物的影响。服用长效降压药物的优点是可提高患者对治疗的依从性,更平稳地控血压,将血压的波动减少到最低程度。还要按血压波动规律服药。

误区 69. 不了解怎样才能防治血压波动,保护靶器官

　　(1)有效降压不等于有效保护:一般而言,服用降压药物降低血压,可以减轻高血压患者的器官损伤,减少并发症的发生,但并非所有的降压药都具有器官保护功效,即有效降压不等于对靶器官的有

效保护。

在对许多降压药物的器官保护作用的研究中发现，血压波动性的降低在器官保护中起了重要作用，其重要性绝不亚于血压水平的降低。由此可见，治疗高血压，不仅要降低血压水平，同时还要注意降低血压波动性，即稳定血压。

（2）将血压温柔地抚平：既然控制血压的波动性在高血压治疗中非常重要，那么，我们应该选用什么药物，才能在降低血压的同时，降低血压波动性呢？就药物本身而言，国内外研究者做过一些临床观察，但至今尚无明确的结论。因此，建议高血压患者做到：

使用长效药物，避免医源性血压波动。根据作用时间的长短，降压药物可以分为三类：①长效药，通常每天服用一次；②中效药，每天服用1～2次；③短效药，每天服用3～4次。对于日服3次的短效药，第一次服药后导致血压下降，3～4个小时后血压回升，第二次再服药，血压又下降。如此反复进行，岂不是人为地使血压不稳定？因此，短效药早晚要被淘汰。相比而言，长效药物无此缺点，应该提倡。但许多长效药物往往价格昂贵，一般患者难以承受。因此，推荐患者在医生指导下服用中效药，即药物书上标明每天口服1～2次的降压药物。

提倡联合用药，将血压温柔地抚平。两种作用机制不同的药物联合应用，往往具有协同降压的作用，不仅可使疗效增加，同时还可减少每种药物的用量，并可减少药物不良反应。联合用药对于降低血压的好处，在高血压的治疗中已经得到公认。最新研究表明，联合用药也是降低血压波动性的最佳方法，如尼群地平加阿替洛尔，氨氯地平加阿替洛尔，沙坦类加氨氯地平，双氢克脲噻加尼群地平等。

（3）医患配合，稳定理想血压：高血压患者的血压波动往往与不良生活方式和行为习惯密切相关，要想稳定理想血压，除药物治疗以外，强调每一患者都应按低盐、低脂、低糖的金字塔饮食结构去做，控制体重,戒烟限酒(每日白酒不超过 50 克,或红酒 150 克、啤酒 1 瓶),控制情绪,保证睡眠,适度运动等。养成良好的生活习惯,不仅是高血压病的基本治疗,更是降低心血管病发病率和死亡率的一种有效措施。高血压病的治疗目标,不仅仅是要把血压降至正常范围,更要求能将血压一直稳定在世界卫生组织所规定的理想水平,对于1、2 级高血压,还要能够达到逆转靶器官(心、脑、肾、周围血管等)损害的最终目的。所以,这是一项长期复杂的系统工程,不仅是靠医生制订合理的个体化降压方案,还要求患者及家属共同参与治疗,除定期自我监测血压变化外,还要针对引起血压波动的主客观因素,及时从生活源头上抓起,变被动应对为主动"出击"。只有医患之间保持良好的长期接触,及时查找血压波动原因,合理指导用药,才能达到把血压长期控制在合理范围的目的。

高血压的治疗认识误区

误区 70. 幻想能根治高血压

目前在医学界的研究中,没有发现有一种药或一种治疗能根治高血压病的,只能是达到控制血压将其维持在一个稳定而理想的范围,根本就达不到根治的目的。所以,除根儿的想法对坚持治疗有弊无利。正确的服用降压药,原则上要牢记"终身服药,可以少吃,不能不吃"的 12 字诀。在有效控制血压后可继续服药 4 周,方可逐渐减量,以维持血压稳定在理想范围,而不能任意停药。

1992 年世界卫生组织提出健康生活方式是合理膳食,适量运动,戒烟限酒,心理平衡,并指出这种健康的生活方式可以使现代人的平均预期寿命延长 10 年。此论点的道理清楚,效益也很重大,也已被越来越多的人认同。可是,现实中身体力行并持之以恒者却不多。要战胜高血压,要健康,只有靠自己,必须先战胜自己,战胜自己对自己的放任,战胜自己已经习惯了的行为模式和惰性。

误区 71. 高血压是不治之症

有人认为,高血压是不治之症。其实不然。高血压并非不治之症。

高血压的治疗在于控制血压,并避免并发症的发生。治疗高血压患者的主要目的是最大限度地降低心血管病的死亡和病残的总危险。这就要求医生在治疗高血压的同时,干预患者检查出来的所有可逆性危险因素(如吸烟、高胆固醇血症或糖尿病),并适当处理患者同时存在的各种临床情况。危险因素越多,其程度越严重,若还兼有临床情况,主要心血管病的绝对危险就更高,治疗这些危险因素的力度越大。心血管危险与血压之间的相关呈连续性,在正常血压范围并无最低阈。因此降压治疗的目标是将血压恢复"正常"或"理想"水平。大量研究说明,经降压治疗后,在一定的范围内,血压降得越低,危险亦降低得越多。现在的研究表明,青年、中年人或糖尿病患者降压至理想或正常血压(<130/85 毫米汞柱),老年人至少降压至正常高值(140/90 毫米汞柱)最妥。自测血压日间收缩压较门诊低 10~15 毫米汞柱,舒张压低 5~10 毫米汞柱。高危的患者,血压降至目标水平及对于其他危险因素的治疗尤其重要。

知识窗

　　根据高血压发病的机理,对于高血压的治疗包括以下三个方面:

　　(1)监测患者的血压和各种危险因素。

　　(2)改变生活方式:所有患者,包括需予药物治疗的患者均应改变生活方式。

　　(3)药物治疗:2、3 级(中高度)以上的高血压患者,降低血压,控制其他危险因素和临床情况。

误区 72. 治疗高血压无需分为"三六九等"

　　长期升高会使得患者的心、脑、肾的很多结构和功能发生改变,出现多种高血压并发症。心、脑、肾这些器官称为高血压的靶器官。血压越高,心、脑、肾的损害越严重,这已是医务人员和患者的共识。

由于高血压患者会出现一系列的器官损害,因此治疗高血压的目的就是为了保护患者心、脑、肾。高血压患者出现心、脑、肾的损害程度是医生决定治疗方案。

世界卫生组织根据血压的分级、是否伴有心脑血管损害等情况对高血压患者进行了危险度分级。一般来说,凡是 3 级高血压患者都属于高危或极高危患者;凡是具有 3 个以上危险因素或合并有糖尿病,或有器官损害的表现,或发生心、脑、肾疾病的各级高血压患者,也属高危或极高危患者。

将高血压分为 1、2、3 级,特别是划分出不同的危险度,可以预先估计患者的疾病进展及后果如何(医学上叫"预后")。医生正是根据上述原则决定每个患者的治疗,以求改善患者的预后,使每个高血压患者均能获得理想的治疗、预防和保健。

医生可根据不同的危险度对每个患者做出不同的治疗计划,也就是说,对同一水平的高血压患者可能采取不同的治疗方法。现以 1 级高血压例说明:

(1)低危情况时治疗。当患者在 60 岁以下并无其他危险因素时,治疗以改善生活方式为主,观察其 6 个月,如其血压仍未能控制在 135/85 毫米汞柱以下,应考虑给予药物疗。

(2)中危情况时的治疗。1 级高血压伴有 1~2 个危险因素,但无糖尿病,也以改善生活方式为主,观察其 6 个月,如血压仍未能控制在 135/85 毫米汞柱以下,应考虑给予药疗。

(3)高危情况时的治疗。当患者有 3 个以上危险因素或靶器官损害或有糖尿病,均属于高危,应立即开始药物治疗。

(4)极高危情况时的治疗。1 级高血压患者有心、脑、肾疾病表现时属于极高危。不仅应立即开始强有力的降压治疗,而且要增加使用保护靶器官的药物。

误区 73. 高血压早治晚治都一样

有研究提示：2、3级高血压如不及时治疗，5年后约有一半左右的患者会发生了心血管并发症，年龄越大越易发生；7～10年后约10%的患者会死亡，50%左右的患者发生左室肥大、视网膜病变、脑血管疾病、心脏以及肾功能障碍甚至衰竭。

高血压药物治疗，要讲究达标，不达标是失败的治疗。为了达标患者应与医生配合，找到适合自己服用的降压药，2级（中度）以上高血压者往往要2种及2种以上降压药合用。早治又是一个非常重要的意识，早治易达标，早治可早些干预高血压对脏器的损害。如有糖尿病或血脂异常应一起治疗，否则后果更严重。因此，高血压病只有早治、达标方可预防它伤害你。

误区 74. 正常高值（高血压前期）不需治疗

如果你的血压在正常高值（高血压前期）范围，首先不必紧张，这并不等同于未来的高血压，但也绝不能掉以轻心，否则很容易就跨入高血压的行列。因此，一定要马上着手进行生活方式的调整，建立正常生活规律、适当放松工作压力、改善睡眠、增加运动、减轻体重、低盐低脂饮食、限制饮酒、严格戒烟。经过一段时间（通常为3个月左右），密切观察血压。血压如果能降低至正常水平，则不需要药物治疗。但要注意经常监测血压，以便及时发现血压改变，及时处理。

（1）超重与血压升高密切有关：尤其躯干与腹部脂肪增加（向心性肥胖）与高血压，血脂异常症、糖尿病、冠心病死亡均有关。超重者减肥后，可明显降压，一般应限制总热量摄入，增加活动。提倡低脂高纤维饮食，高糖食品宜减少，饮酒过量常升高血压，影响降压治疗效果,应尽量避免。

(2)有规律的体力活动:运动量不必很大,对防治高血压有益,且可减重,如步行 30～50 分钟,每周 3～5 次,就有降压作用,但已有心脏病者运动时需接受医生指导和监护。

(3)钠摄入与血压高低相关:据研究,每日平均少 6 克食盐,收缩压平均降低 2～10 毫米汞柱,少盐对服用降压药者也有帮助。因此,人们应从幼儿就开始低盐饮食,每日食盐最好不超过 6 克。

(4)高钾饮食可减少高血压发生,低钾易致高血压与心律不齐,应注意钾的补充。

如果经过上述生活方式调整后,血压仍不能达到正常水平的人,应在生活调整的基础上进行适当的药物治疗,以达到控制血压在正常范围的目的。

误区 75. 血压偶然偏高者都无需吃降压药

按照 2009 年《中国高血压防治指南》的诊断标准,高血压是指不同日 3 次以上所测血压值均≥140/90 毫米汞柱。早期高血压波动性大,故要在一段时间充分休息、心情平静时多次测血压后,再决定是否需要治疗及选择何种治疗手段为宜。如果没有注意"偶测高血压可自然下降恢复"这一特点,只根据一次血压过高的测量结果就服药降压,可能引起不良后果。经过反复检查,确定血压超出正常范围时,还要进行一个时期的观察。一方面了解血压升高的程度及波动性,另一方面通过必要的检查来辨明血压的升高是继发性还是原发性。若确定为原发性高血压,应先进行适当休息,特别是避免情绪激动及精神紧张,戒烟戒酒,血压往往可以明显下降,甚至恢复到正常范围。还应检查血糖、血脂水平,若有异常,应及时干预。是否应服降压药物,则要根据血压水平、是否合并危险因素及相关疾病综合考虑,需要专业医生的指导。

误区 76. 1级高血压不需要治疗

有的高血压患者特别是年轻患者,血压在 140/90 毫米汞柱,也没什么症状,认为不需要治疗,殊不知高血压像一支带毒的利箭,逐渐对你的靶器官——心、脑、肾产生损害作用,等你感觉身体不适时,说不定你的心、脑、肾已产生了功能性损害,那时再来治疗必大费周折。

一般来说,成人的血压达到 140/90 毫米汞柱时,即为 1级高血压。1级高血压如果不及时治疗同样会对机体产生危害,并有进一步发展的趋势。

正确的做法:除密切观察病情的变化外,还应在饮食、情绪等方面进行调节,并在适当的情况下选择药物进行治疗,以防止血压继续升高。

误区 77. 没有症状,就不用治疗

许多人认为,只要血压不太高,以为没有什么不适就不必治疗。其实,无论高血压怎么"温和"都应该进行认真的治疗。高血压病的症状与血压升高的程度不总是成比例。一般说来,大约有 50% 的早期高血压患者可以完全没有任何症状,如头昏、头痛、眼花、耳鸣、乏力等症状。有些高血压病患者可能以心、脑、肾等脏器受损为首发症状,如果出现这种症状,将会给治疗带来更大的难度。

一些老年性高血压患者血压虽然很高,平时却无任何自觉症状,由于身体没有其他不适,这些人很少服药或根本不服药。从病理学方面讲,无症状高血压长期不服药,可使病情加重,又可诱发心脑血

管疾患。

现在无论是大医院还是社区医院，测血压是很快捷、方便的事，但专门到医院测血压的人却不多，大部分人是在体检或看其他疾病的偶然发现的，有的甚至在起病后才发现，有人即使查出来也不重视，认为没症状"不算病"。

完全没有任何症状的高血压其实潜在危险更大！因为，有症状的人，会促使他及时就诊，调整治疗方案，从而有助于病情的控制；而没症状的人，只是由于个体差异，对高血压不敏感，因而忽视了治疗，但血压高所造成的危害在持续着，结果很多人直到出现心力衰竭、脑出血等严重并发症后才去治疗，悔之晚矣。

大量事实表明，血压稍高的老年人与正常血压者相比，中风和心肌梗死的发病率要高得多。而且，越是没有症状的高血压病患者，血压升高缓慢而持久，对血压升高已不敏感，易被疏忽，因此更具有危险性。

血压如果控制不好，容易导致的并发症有脑血管意外、肾动脉硬化和尿毒症、高血压性心脏病、冠心病等。所以，只要诊断患有高血压病，不管有没有症状出现，就应该选择正确的治疗方法进行治疗。即使1级高血压病患者，如果能长期坚持治疗，就可以降低心脑血管并发症的死亡率。

因此，只要诊断患有高血压病，都应该进行认真的治疗。当血压超过正常范围（高限为139/89毫米汞柱）时就应降压治疗，因为这时血压对其靶器官（心、肾、脑）已开始侵害，只是还处于功能代偿期中，也就是说身体本身尚能调节，所以不出现症状，但不等于没有病。当然在这段时间不一定要服药治疗，只要注意消除能引起高血压的各种因素，大多数人的血压也就能恢复正常。

知识窗

　　常用的消除引起高血压因素的措施有：①控制饮食，每天食盐用量控制在 6 克以内，多吃含钾丰富的食物，如水果、蔬菜、豆类及其制品等，多吃含钙高的食物，坚持低脂肪、低热能、高维生素饮食。②保护情绪稳定，切忌紧张、害怕、恐惧、忧愁等不良情绪的长期困扰。③劳逸结合，每天要保持 8 小时以上的睡眠时间。④严禁吸烟，吸烟是导致动脉硬化高血压的重要因素，必须戒烟。⑤严禁酗酒。⑥加强运动，脑力劳动者或老年人要参加力所能及的体育锻炼。

误区 78. 收缩期血压值高些无妨

　　不少群众乃至医生认为，老年人患高血压病若舒张压不高，对健康危害不大，而不做治疗。其实，上世纪 80 年代中期以来的流行病学研究已经证实，单纯性收缩期高血压，即收缩压高于 140 毫米汞柱，对心、脑、肾等靶器官同样具有损害作用。接受正规治疗与不正规治疗相比，前者脑中风与心脏并发症的发生率均比后者要低 40% 左右。

　　血压随年龄增长而升高是身体衰老的表现，决不能视为正常。因为当收缩压超过 140 毫米汞柱时，对心、脑、肾等脏器就引起侵害。

误区 79. 舒张压高一点不必服药

　　有的人说，我收缩压在 120～130 毫米汞柱，舒张压在 95～100 毫米汞柱，收缩压不高，舒张压稍微高一些不要紧的，不必服药，等过了两年,慢慢的收缩压也高上去了,舒张压高得更厉害,这个时候再服药已经比较晚了,早期血管病变已经发生了。

还有一些年纪大的人说,"我现在不错,收缩压虽然稍高一点,但我的舒张压已经下来了",好像觉得这是个好事。这样的想法是错误的,脉压大了,就是收缩压与舒张压拉开了距离,越拉开越不好。正常人血压 120/80 毫米汞柱,就是脉压为 40 毫米汞柱,你却 120/40 毫米汞柱,或 170~160/50~40 毫米汞柱,那就麻烦了!老年人舒张压下降不是好事。因此,老年人舒张压不能低于 60 毫米汞柱,最好是 65~70 毫米汞柱,否则预后就不好。如果老年人的舒张压降得太低,心脑血管事件发生率就会升高。脉压变大了,表明大的动脉血管变硬了。老年人的收缩压相对较高一些,收缩压过高同样也会使心脑血管事件发生率升高。因此老年人应该把收缩压降到 140 毫米汞柱以下,至少尽量做到等于 140 毫米汞柱。有的时候确实是比较难的,因为过高的脉压使舒张压到 70 毫米汞柱时可能上面收缩压已经到 180 毫米汞柱了,服用常用的降压药只能上面下面压力一齐降。这是一对矛盾,上面太高了不好,下面太低了也不好。

中年人工作紧张,应注意舒张压的升高。舒张压往往 30 岁起血压一直升高 3~5 毫米汞柱,如果到了 50 岁一直还是那么升高的话,10~20 年舒张压长期的小幅升高靶器官的损害就出现了,所以不要小看了舒张压只升高了那么一点点。3~5 毫米汞柱甚至 2~3 毫米汞柱,长期对心、脑、肾等靶器官都会有损伤。因此,中年人舒张压在 90 毫米汞柱以上,就一定要用药了。

误区 80. 从惶恐不安到急于求成

有的高血压患者看到亲友或熟人同事因高血压病致残或丧生,便惶惶不可终日,对自己的病异常敏感,格外关心,向医务人员刨根问底,向病友"咨询取经",有的甚至翻阅大量的书籍,渴望弄清疾病来龙去脉,企图主动把握病情,而不是顺从医生的治疗。有的患者常常一天测量好几次血压,甚至对正常的血压波动也耿耿于怀,寝食难安,使自己陷于"风声鹤唳,草木皆兵"的困境之中。更有甚者,他们情绪急躁,急于求成,西药、中药、偏方、验方来之不拒,恨不得于朝夕之间将病治好,他们恨病服药,却常因血压骤降或药物的不良反应引出很多麻烦。面对这样的患者,医生要做耐心细致的疏导工作,因为精神紧张本身就是引起高血压的一项危险因素,由惶恐心态所带来的危害已超过了高血压本身的危害。医生应该让患者明白,高血压是一个逐渐发生的过程,一般长达几十年,所谓"冰冻三尺,非一日之寒",这么长时间形成的高血压,一朝一夕要降到正常是不可能的,也是不允许的。初诊者宜缓慢降压。

误区 81. 将"降压治疗"理解为"降压药物"治疗越早越好

诸多的临床试验结果显示,微小的血压降低即有显著的心血管获益,降压治疗应是"越早进行越好"、"降压治疗的时间越久越好"。但前提必须是在全面、多次地监测血压与其他危险因素,排除干扰因素(如白大衣性高血压等)后,依据高血压危险分层的结果,针对性地实施包括高血压非药物干预在内的综合治疗。高血压的非药物干预是指针对高血压患者和高危个体存在的可控制的危险因素,指导患者和高危个体采取相应的预防措施、包括改善生活方式,消除不利于心理和身体健康的行为和习惯,达到预防和控制高血压以及减少其他心血管病发生危险的目的。处于同样血压水平的患者,由于心血管危险因素的有无、多寡将面临不一样的危险度。1999 年世界卫生组织/国际高血压学会高血压防治指南根据心血管危险因素,将高血压患者分为低度危险、中度危险、高度危险、极高度危险 4 层。对于无心血管疾病危险因素,高血压分级为 1 级的低度危险患者应首先进行单纯非药物治疗,6~12 个月后视血压水平决定是否开始药物治疗;对于有 1~2 个心血管危险因素,高血压分级为 1 级的中度危险患者,应首先进行单纯非药物治疗,3~6 个月后视血压水平决定是否开始药物治疗;仅对高血压危险分层处于中度危险以上的高血压患者,要同时开始非药物治疗和药物治疗。高血压非药物干预是所有高血压的基础治疗,应终身进行。

误区 82. 不按病情科学治疗

有少数患者,把别人降压效果好的药物照搬过来为己所用,这是既不客观又不现实的。因为,同样是高血压的患者对降压药物的敏感性、耐受性却是大不相同的。如某人用某药降压效果非常明显,则另外一人却效果不显,甚至无效。再如服用短效硝苯地平时,有一小部分人会即刻发生心悸、脸红等不适症状,而多数人则感觉良好。因此应当根据病情,因人而异,合理选用药物,最好在有经验的医生指导下进行。还有极少部分人则相信那些所谓毫无根据的道听途说:什么"保治保好"什么"可以根除"等等骗局,或者轻信某些虚假广告和偏方。因为高血压病目前尚无根治方法,这些都对坚持治疗有弊无利,以致失去合理的治疗机会,是不可取的。

不少患者是盲目追求使用新药或以为价格昂贵的药就是好药。其实,目前市场上的降压药物种类繁多,制剂复杂,降压机理及副反应各有不同,应当根据病情,因人而异,合理选用,最好在有经验的医生指导下使用。就广大农村而言,应提倡简廉有效的药物,实施个体化治疗方案,同时应注意非药物的防治,如改变不科学、不健康的生活方式等。根据目前我国高血压病会议规定的降压目标:收缩压≥180 毫米汞柱的患者,应降至 160 毫米汞柱以下,血压在 160~179

毫米汞柱的患者,以降低 20 毫米汞柱的幅度为宜。老年人最好降至 140/90 毫米汞柱以下,而不低于 130/85 毫米汞柱。青年人应降至 130/85 毫米汞柱以下为宜。为能作 24 小时血压动态监测,高血压患者在 24 小时(白昼和夜间)内降压的安全范围是:血压能维持在正常范围或正常上限(130/85 毫米汞柱),并无高血压及低血压症状。对降压速度也当因人而异、因时而异。对老年人以及已出现心、脑、肾血管并发症的患者,降压速度应缓慢,希望能在 3～6 个月内缓慢下降到安全范围(140～160/90～100 毫米汞柱),如降得过快,则有害处(除非发生高血压危象,即短期内血压高达 260/120 毫米汞柱以上并伴有头痛、视力模糊等明显症状者)。而一旦发生脑出血、脑梗死的高血压患者,在急性期除非血压很高,一般可暂停降压治疗,但待进入康复期后,仍主张小剂量维持治疗。

面对多种降压途径无所适从。当前社会上降压方法甚多,诸如降压鞋、降压帽、降压仪等,而国内外专家目前认定,只有降压药是可取的降压途径,其他方法均处于试用阶段,目前只能作为辅助或精神安慰治疗。

误区 83. 不了解治疗高血压病的"四个主要目标"

(1)要把血压降到正常的标准。所有高血压病均应降至＜140/90 毫米汞柱,＜120/80 毫米汞柱更为理想。若高血压病合并糖尿病或心、脑、肾等靶器官损害时,应尽量将血压降至＜130/80 毫米汞柱或达到理想水平,尤其是中青年患者。

(2)减少心脑血管疾病的发病率和死亡率。

(3)减少靶器官的损害,心血管、脑血管和肾脏等器官的损害是高血压病控制不好的直接原因。在降压过程中,要保护好靶器官。

(4)减少药物不良反应。现在人们都讲究生活质量,把握好药物的运用,以不影响正常生活。

误区 84. 轻信降血压治疗仪作用

目前市场上各种型号的降血压治疗仪的厂家、商家都在为自己寻找顾客。所以广告满天飞,广告词说得天花乱坠,有的患者信以为真,买了降血压治疗仪使用后,发现血压有所下降就停服降压药了,这是很危险的。降血压治疗仪不能有效地预防或降低高血压病所引起的心、脑、肾损害的发生率。有的患者用降血压治疗仪后出现的暂时降压现象,是患者的心理作用与休息状态下血压的波动现象所致的假象。因此,最多也只能作为一种辅助的兴趣治疗手段而已。

最近有一种降压仪的广告。声称这种降压仪运用中医穴位按摩与针刺技术,利用人体的生物电来帮助血管平滑肌恢复正常。经过3～4 个月治疗,可以停止服药。再治疗一段时间,就可以康复。

中医穴位按摩与针刺对高血压病人头痛、头晕、心慌等不适能起一定减轻作用,血压也在短期内可以下降。例如:用耳穴电刺激治疗,利用高血压病人某些穴位上的生物电能量高于正常人的原理来降压。有人曾对 30 例 1、2 级高血压住院病人进行耳背降压沟电刺激治疗,一日 2 次(间隔 8 小时)、每次 20 分钟。第一次治疗前血压159/102 毫米汞柱,治疗后半小时为 139/86 毫米汞柱;但 4 小时后为 147/91 毫米汞柱,8 小时后为 152/96 毫米汞柱,基本上恢复到未治疗水平。因此,用这种手段只能使血压轻度下降并且持续 4 小时左右。高血压病人一般目标血压为低于 140/90 毫米汞柱,最好是低于 120/80 毫米汞柱,可见单靠刺激穴位治疗是靠不住的。

误区 85. 盲目相信伪科学

有人认为,醋可以降血压。如醋泡黄豆、醋泡花生等食疗或偏方来治疗高血压,虽然有一定辅助效果,但不能有效地控制血压在正常值。另外,大口大口喝醋是万万不可取的,这会灼伤食道和胃部黏膜。适量的食用当然是有好处的。

有相当一部分高血压患者,不相信科学却偏信迷信,他们之中有人从众心理极强,总企盼用某种不可知的力量来强身祛病。也有因病情缠绵,在一般治疗疗效欠佳时失去信心。更有甚者,今天降压鞋,明天降压帽,后天降压袜,所谓各种降压仪器及健身器材,样样俱全,但总还是控制不了血压。高血压是一种多因素疾病,仅凭念咒语,祈祷是不行的。

还有广告称一种叫"超导磁能血管激活疗法"治疗高血压的方法。是用国际先进的技术将精选的中药进行颗粒微化、提纯,使药物价值成倍提升,自然调控基因组,清除血垢毒素,增加血管壁张弛力,从而软化血管降血压。宣传称该疗法针对原发性、继发性高血压患者,不论病史多长,血压多高,均能短期内明显见效。

查阅资料,未见有关"超导磁能血管激活疗法"国内应用研究的报告及参考文献。只见一些病例介绍,如"×先生血压较高,经此微创手术治疗,并口服一个月中药,血压降到 150/95 毫米汞柱,不必服降压药了"。众所周知,降压达标是血压低于 140/90 毫米汞柱,理想血压应低于 120/80 毫米汞柱。"超导磁能血管激活疗法"首先缺乏大量临床研究验证,而且声称"一次手术即见效,无需终身服药",是不可信的。何况×先生血压仍然高于 140/90 毫米汞柱. 未达到理想水平,怎么就不必服降压药了呢?

误区 86. 降压依靠保健品

有的高血压患者来就诊时,常问医生应该吃什么保健品? 医生的回答是都不必吃。有一位患者平时血压基本降到正常,突然异常升高,询问后得知,患者为了"补"身体服过几支西洋参,停服后血压立即正常。

虽然,长期服用西洋参补气养阴,可以达到强身防衰的功效,但是高血压患者必须在血压平稳之后才能服用西洋参,而且只能长期小量服用。西洋参对血压有双向调节作用,长期小量服用,可扩张血管,降低血压;用量过大,反而会造成血压升高,加重病情。各家认为,最好的"补药"是保持健康的心理状态,保持乐观向上的心态,同时,每天坚持锻炼身体,如跳跳舞、快步走,每天出身汗。这样会使人精神焕发,血压,血脂下降,健康长寿。

市场上琳琅满目的保健品令人眼花缭乱,而且有的宣传夸大其作用,把"健"字号保健品说成"能治百病"的"良药"。利用高血压患者想"根治高血压"及认为中药无毒性,想靠中药降压,甚至急于求成"治愈高血压"的错误心理,有些广告宣称:"某中药连服三个疗程可根治高血压……"不少患者就花几千元去邮购,结果自然是失望。

有广告称一种"稳压茶"主要包括山绿茶、三七叶、决明子、白芍、陈皮等。每天喝3杯茶,就可稳住血压,过一段时间就可停服西药。

茶中所含的茶多酚能促进维生素C吸收,茶所含的烟酸能维持血管正常通透性,有轻度保护血管作用。茶中含有物质有扩血管及利尿作用,对降压有利。茶中还含有多种微量元素,也有利于健康。在茶中加入决明子、菊花等有益于"去火""明目",减轻头晕等症状。但是长期以来对中药降压的研究证明,没有一种中药能明显降压、平稳控制血压。例如:常用的"珍菊降压片",包含西药可乐定、氢氯噻嗪等降压成分,在此基础上加入适量珍珠层粉和野菊花。珍珠层粉和野菊花等可以减轻可乐定口干、头晕等不良反应,但这类中药本身并无降压作用。"山绿茶降压片""复方罗布麻片"等也都是靠西药成分来降压,中药只是起辅助作用。因此,靠绿茶加入决明子等成分的保健品来降压是不现实的。市场上琳琅满目的保健品有的无批号,有的即使有批号,也是"健"字号(属于保健品)。保健品不是药,更不是降压药。

误区87. 患上高血压病者,并非都去积极请医生诊治

　　究其原因主要与认识错误有关。不少高血压患者因自觉症状轻微或自我感觉良好,认为治与不治并无差别,血压高一点照样工作、学习和生活,加上高血压病治疗往往需持之以恒,甚至终生治疗,不少患者缺乏耐心,到医院看病既费时费钱,又看不出效果。因此不少患者干脆不治疗或采取当血压过高或出现头昏、头痛、心跳、胸闷等症状时,找医生看病拿点降压药吃吃,一旦血压降下来或症状减轻或消失后,就不再看医生也不服降压药,采取三天打鱼两天晒网的办法。殊不知这种停停打打是医不好高血压的,最终仍会引起心、脑、肾等重要脏器功能的损害和严重并发症。正确的做法应当是在医生指导下坚持长期治疗,唯此才能减少心脏病、脑中风和肾衰竭的发生率和死亡率。

高血压药物治疗认识误区

误区 88. 控制血压只靠药就行

高血压的形成大多是综合因素所致,饮食偏咸、肥胖是常见的生活影响因素。有的患者虽然每天都服药,并连续数月,但是血压控制不满意。分析原因是生活习惯问题,例如嗜咸者讲究菜的味道,不愿清淡饮食;肥胖者为了不亏待自己的嘴巴,不愿节食。临床工作中的经验提示,如果控制体重、限盐,这部分患者不服药也可能将血压降至正常范围。

高血压是个常见病、多发病,如果患者能正确认识,在医生的指导下合理用药,治疗起来并不困难,继而减少脑血管病的发生率、致死率和致残率也完全有可能实现,这一点在美国、日本等都已得到证实。控制血压的正确做法是:患者除长期坚持服用药物外,还要在饮食、情绪等方面进行调节。比如,注意劳逸结合,适当地参加运动,保证充足的睡眠等。

误区 89. 缺乏足够的药物治疗知识

许多高血压病患者尽管也在服用各种各样的降压药,却没有尽早把血压降低至正常水平。造成高血压病控制差主要有五个方面原因:第一,高血压病患者群行为健康干预不够;第二,缺乏足够的药物治疗和用药指导;第三,部分患者对药物治疗存在错误认识,只满足用上了降压药,却不重视降压的尽早达标率;第四,医生往往在单药降压效果不明显后再采取联合用药,事实上,对中度以上高血压病患者和同时患有心脑血管疾病的患者,一开始治疗就需联合用药。临床报告,单药控制高血压病的有效率在 30%～70%;第五,患者在高血压病治疗中存在很多误区,如不测血压就服药、间断服药、无症状不服药、数药并用等。这中间老年患者占有很大的比重。

误区 90. 不清楚常用的降压药物有哪"六大金刚"

目前公认的治疗高血压病的第一线药物有六大类,即利尿剂、a 受体阻滞剂、地平类、普利类药、洛尔类、沙坦类药。有专家戏称为"六大金刚"。

(1)利尿剂:它为"六大金刚"之首,资历是最老的。常用的利尿剂按照其降压作用的强弱,分为高效利尿剂(呋塞米、依他尼酸),中效利尿剂(双氢克尿噻、氯噻酮),低效利尿剂(螺内酯、氨苯喋啶),低效利尿剂都有保钾的作用。此外还有吲达帕胺(吲达帕胺)等。利尿剂最大的优势是价格低廉。

(2)β受体阻滞剂(洛尔类):它是"六大金刚"中排名老二,地位仅次于利尿剂。其是一类"洛尔"系列,其代表药为普萘洛尔(普萘洛尔),还有美托洛尔(倍他乐克)、阿替洛尔(氨酰心安)、比索洛尔(康可)、卡维地洛(洛德)等。

(3)钙拮抗剂(地平类):"六大金刚"中排名老三,其历史同样悠久。短效的有硝苯地平(心痛定)、恬尔心,中效的有尼群地平,长效的有氨氯地平(络活喜)、非洛地平(波依定)、尼卡地平。通过对制剂工艺的改进,制成缓释和控释片,使短效的药物具有长效的作用,如硝苯地平控释片(拜新同)、恬尔心缓释片、缓释异搏定(维拉帕米)。

(4)血管紧张素转换酶抑制剂(普利类):在"六大金刚"中年龄较轻,但身怀绝技。普利类药根据药物作用时间的长短,可分为短效、中效和长效,短效的有卡托普利(开搏通),中效的有依那普利(贝那林),长效的种类很多,有苯那普利(洛汀新)、培哚普利(雅施达)、福辛普利(蒙诺)、贝那普利(一平苏)、米达普利(达爽)等等。

(5)a 受体阻滞剂:在"六大金刚"中其貌不扬,武艺平平。常用的药物有短效的哌唑嗪,长效的多沙唑嗪、特拉唑嗪等。

(6)血管紧张素 II 受体拮抗剂(沙坦类):在"六大金刚"中年龄最小,但自古英雄出少年,沙坦类药刚出道不久就升任"六大金刚",其功夫自然了得。最早应用的是氯沙坦(科素亚),以后不断开发的有缬沙坦(代文)、依贝沙坦等。

在"六大金刚"中,目前已有临床试验证据表明,既能有效降压又能减少心血管并发症的常用药物有普利类药、沙坦类药、洛尔类、地平类和利尿剂。

误区 91. 降压药不分短、中、长效

降压药的作用时间长短是根据药物在血液中维持有效的作用时间来评定。

(1)短效降压药:一般维持的时间在 5～8 小时左右。常用的硝苯地平约 5 小时,卡托普利(开搏通)约 6 小时。所以,一天必须服用三次,否则就不能保证有效的降压效果。这类药的维持作用时间不长,但起效作用时间却很快,如硝苯地平仅需 3～15 分钟、卡托普利(开搏通)需 15～30 分钟。所以,在遇到血压突然升高时,常用这些药作为急救药。

(2)中效降压药:在血液中维持的时间在 10～12 小时左右。如硝苯地平控释片,服用后能维持最低的有效血液中药物浓度在 12 小时以上,尼群地平也可以维持 6～15 小时,依那普利(依那林)则可达11 小时左右。服用这类药,一天可以两次。

（3）长效降压药：要求能维持降压疗效在 24 小时以上。作用时间最长的是氨氯地平（络活喜）、培哚普利（雅施达），但这些药达到稳定的降压作用时间也较长，一般需 4～7 天。所以，患者服用这些药后不要着急，起效慢一些，并不是没有效果。长效药一天只需服用一次。为了达到有效的控制 24 小时的血压，一般情况下药还是放在早餐前后 1 小时服用为好。

 知识窗

常见短、中、长效降压药：

（1）短效降压药：硝苯地平（心痛定）、卡托普利（开搏通）、维拉帕米（异搏定）、地尔硫卓（恬尔心）等；

（2）中效降压药：依那普利（依那林）、非洛地平（波依定）、美托洛尔（倍他乐克）、尼群地平等；

（3）长效降压药：氨氯地平（络活喜）、氯沙坦（科素亚）、培哚普利（雅施达）、福辛普利（蒙诺）、贝那普利（洛汀新）等。

误区 92. 不了解短效降压药物的作用

卡托普利（开搏通）口服吸收受食物影响，如空腹服用可吸收 60%～75%，餐后服用仅吸收 30%～40%，故建议餐前 1 小时服用。硝苯地平（心痛定）、可乐定口服吸收良好，一般不受食物影响，空腹或舌下含服起效更快，一般应在血压明显升高时临时服用。拉贝洛尔（柳胺苄心定）由于同时阻断 α 受体和 β 受体，可引起体位性低血压、胃部不适等不良反应，老年人及糖尿病患者应在餐后服用。

误区 93. 不了解中效降压药物的作用

大多数空腹服用较饭后服用起效快,如洛尔类美托洛尔(倍他乐克)、兼有 α_1 受体和洛尔类作用的阿罗洛尔(阿尔马尔)空腹服用后能较快缓解心悸等症状。不过,老年人、糖尿病患者或自主神经调节功能欠佳者为避免体位性低血压等不良反应,一般应在饭后或两餐之间服用。中效作用药物一般应选择早晨及午后 2 小时服药,可降低日间活动后升高的血压,24 小时平稳降压。地尔硫䓬缓释片(恬尔心)及硝苯地平缓释片的剂型为薄膜状外壳,不能分割服用,需每隔 12 小时服药一次,对于夜间血压明显低于日间血压者,应酌情在医生指导下,根据动态血压的结果选择最佳的服药时间,以免夜间血压过低。

误区 94. 不了解长效降压药物的作用

包括地平类、普利类药、沙坦类等。地平类(如氨氯地平,或称络活喜)口服吸收良好,不受食物影响,空腹或餐后服用疗效相当。普利类药中,喹那普利、培哚普利(雅施达)空腹服用疗效好,西拉普利(抑平舒)、福辛普利(蒙诺)、贝那普利(洛汀新)、依那普利(依那林)、赖诺普利可空腹服用,也可与食物一起服用,降压效果不受明显影响。沙坦类药如氯沙坦(科素亚)、缬沙坦(代文)与食物同服时,吸收率下降,吸收速度减慢,但总的降压效果不受明显影响。为了控制清晨高血压病,防止心脑血管事件发生,通常主张晨起即服长效作用药物。

我国《高血压病防治指南》推荐使用长效降压制剂,是因为:①使用长效降压制剂对控制患者的血压波动较好,可使患者血压在 24 小时内保持相对稳定。②长效降压制剂明显优于短效降压制剂,服药次数减少(每日 1 次),定时服用时间固定,可防止漏服,且由于血压波动较小可使靶器官损害进程减缓,长效制剂不良反应也相对较轻。

误区 95. 不了解缓控释剂降压药物的作用

这类药物在剂型上进行了改进,使短效药物起到长效的作用,从而达到持续平稳降压的目的。常用的药物有:①应用激光打孔技术的硝苯地平控释片(如拜新同),硝苯地平可在 24 小时内接近恒速释放,且不受胃肠道蠕动和 PH 值的影响,24 小时服药一次即可,不受就餐时间限制。②非洛地平缓释片(如波依定),清晨少量进食后用水整片吞服较好,不能分割服用。③缓释维拉帕米(异搏定),在胃有内容物时可形成海绵凝胶状结构物,故应在进食、喝水或牛奶后服用,若在空腹时服用,则会影响药物释放量,引起胃部不适;缓释异搏定可分割成半片服用。

误区 96. 缓、控释型降压药都能掰开服用

由于普通降压药物吸收速度快,血药有效治疗浓度维持时间较短,因此患者服用后,往往会出现面红、心慌、头痛、头胀等不适,并因血药浓度波动较大,不能长时间、平稳降低血压,所以必须一天之内多次服药。上述现象均对患者病情和生活带来一定的不利影响。为此,近些年来,治疗高血压病的缓释和控释剂型降压药应运而生。

经过现代工艺技术制作的降压药片(或胶囊),其结构与众不同。缓释制剂口服后,按预定要求,以缓慢、非恒速的方式释放出药物中的有效成分。而控释制剂口服后,则以缓慢、恒速或接近恒速的方式释放其中的有效成分,从而克服了前述普通降压药物易产生的不利

因素,以使血液中药物浓度逐渐达到有效浓度,减少不良反应的发生,并且维持治疗时间可达 24 小时以上,因而可从每日服用降压药 3～4 次,减少到只需服用 1～2 次即可。

患者了解降压药物的剂型特点之后,服药时就不应破坏药物的结构和该类药物设计者的初衷,要充分利用缓控释口服制剂的优点,避免不良反应的发生。患者在用药之前,应仔细询问医生或阅读说明。为了防止初期服药可能会带来的不适反应,因此缓控释降压药的剂量设计均偏小,很少需要再分割服用。如果患者每日服用一片药物,血压明显下降,可采取隔日服药的办法。部分降压药,在设计时已考虑到患者的需求,为此在药片上压制了等分线,说明是可以从中掰开的,如非洛地平缓释片(波依定)等降压药则不宜掰开或嚼碎服用,应整片吞服。

总之,这类药物不可嚼碎或压碎后服用,否则便起不到长效作用,一般应避免与葡萄柚(西柚)汁同服。

 知识窗

　　理想的降压药国际公认的 9 条标准:①有效控制血压;②不良反应很少;③降压平稳;④能预防和逆转高血压病引起的心、脑、肾、血管结构的改变;⑤能减少心血管危险因素;⑥使治疗者有良好的生活质量;⑦服用方便,易为患者接受和坚持;⑧价格适宜,疗效/费用比值高;⑨不影响其他病的治疗。

误区 97. 服药盲目追新求贵

　　门诊常见有的患者点名要药,让医生开广告上推荐的新药,或者要"最好、最贵"的药,这是不可取的。一是有些广告上所谓的新药并不一定新,许多成分都是一样的,只是不同厂家使用的商品名不同而已;二是广告上推荐的新药在治疗效果上不一定比临床上使用多年的老药好,任何一种药都要通过长时期的临床验证;三是新药效果好,也不一定就适合你,降压药和其他所有的药都一样,贵的不一定是最好的,只有适合你的才是最好的。有些广告吹嘘某种药可以包治百病,甚至可以根治高血压,这纯粹是一种误导,千万不可轻信。

一些经济条件较好的患者,总是坚持让医生给他们开最"好"的药,在他们眼里,贵药就是好药。我们知道,降压的一线药物有6大类,它们各有特色,不能说那个最好,只有根据不同患者的自身特色选用合适的药物,才能真正达到在降压的同时保护心、脑和肾功能的作用。

一种理想的降压药应具备如下5个条件:一是具备有效的降压作用,并不产生耐药性;二是能抑制和逆转高血压所致的心、脑、肾和血管损害;三是能减少或不增加心血管的其他危险因素,如血脂异常、高血糖、高尿酸血症等;四是不加重伴有的其他疾病如慢阻肺、糖尿病、冠心病、肾功能不全、心力衰竭等;五是服用方法简便,无严重不良反应。只要符合上述五点,不管老药新药都是好药。对每个具体患者来说,能有效控制血压并适宜长期治疗的药物,就是好的降压药。

药理学家通过比较新、老降压药物发现,新上市的降压药并没有更优越的降压效果;在减少并发症上也是如此。唯一例外的是普利类,它除了具有降压作用外,同时具有6个强适应证:①对高血压合并心力衰竭有效;②对糖尿病合并高血压有效;③对治疗冠心病高危因素有效;④在心肌梗死后仍可使用;⑤它能改善肾脏的供血,使尿中蛋白减少,在延缓肾脏疾病的进展方面较其他降压药更有效;⑥它尚能预防中风复发。

误区 98. 复方降压制剂早该淘汰了

复方降压制剂常用的有降压零号、复方降压片、复方罗布麻等，其成分中一般含有利血平、盐酸异丙嗪、双氢克尿噻、利眠宁等，由于这类药物降压作用确切，价格便宜，开发较早，因此直到今天还是许多高血压患者的案头必备之品。然而，随着医学的进步，降压药的发展也日新月异，新药层出不穷。相信不少服用上述复方降压制剂的患者会经常听到，尤其是从许多医生那里听说，"复方降压制剂不良反应大"、"可以造成抑郁"、"早就淘汰了"，弄得他们也摸不着头脑。实际上，任何问题都不是绝对的。这些复方制剂中含有的某些药物的确有不良反应，如利血平具有镇静和安定的作用，引起嗜睡、乏力，长期可致精神抑郁症；双氢克尿噻易致血糖血脂异常，血尿酸增高等。但复方药物的优势在于多种作用机制的药物搭配，降压效果好，而每种药物的量却很小，因此不良反应是很轻微的。如降压零号每日只需服用 1 次，甚至几天才服 1 次，就能起到很好的降压作用。关于药物的不良反应与剂量的关系，这里有个很好的例子。利尿药双氧克尿噻属于降压药的一种，对血脂血糖有不良影响，曾经历过"受宠"——"打入冷宫"——"再次受宠"的过程：先是多数研究证实其确切的降压作用，因此被列为高血压阶梯治疗的一线用药；此后，发现其对血脂血糖代谢的不良作用，其在高血压病中的应用大为减少；然而最近，美国高血压病防治指南 JNC-7 中，再次把双氧克尿噻放到一个非常重要的地位，指出该药应该用于大多数无并发症的高血压患者，对初始治疗采用 2 种药物联合治疗的患者，其中一类药物应是双氧克尿噻。而且指出，该药小剂量应用基本没有明显的代谢不良反应。可见，复方降压制剂的"是与非"应该客观地进行评价，不能一棍子打死。有人认为，对于没有并发症、年龄不大、经济状况一般、没有抑郁症相关表现的患者,可以考虑应用本药。

误区 99. 不清楚哪些高血压病患者必须药物治疗

哪些高血压病患者必须药物治疗呢?《中国高血压病防治指南》中明确规定:

(1)如果高血压病患者有糖尿病和(或)心、脑、肾等脏器的损害,无论什么水平的高血压病,甚至正常高限血压[收缩压 130～139 和(或)舒张压 85～89 毫米汞柱]者均应及时服药治疗。

(2)2 级和 3 级高血压病[收缩压≥160 毫米汞柱和(或)舒张压≥100 毫米汞柱]患者,不管是否伴有心、脑、肾等脏器的损害,或者有无糖尿病,甚至无任何危险因素,也应及时服用降压药物治疗。

(3)只有部分 1 级高血压病和正常高值血压的患者,在无心、脑、肾损害,而且无糖尿病时,可先采取非药物治疗,而且正常高值血压者应长期坚持,无任何危险因素者可长时间(如 1 年)采取非药物治疗;如果有一个以上除糖尿病以外的危险因素(如:吸烟、血脂紊乱、年龄≥60 岁的男性、绝经期女性、有心血管疾病的家族史等)者,非药物治疗的时间应短些(如半年)。为了高血压病患者的安全起见,应及时治疗,可在采取非药物治疗 1～3 个月后,如果血压仍控制不理想者,就应该及时对患者采取药物治疗。

误区 100. 明知有病不愿服药

有些患者虽然已被确诊为高血压病,但自觉没有什么特别难受的症状,或对服药感到厌烦,或担心服药"上瘾",或担心药物会有不良反应而拒绝服用降压药,使得血压长期得不到有效控制。控制血压的目的是保护心、脑、肾等靶器官,防止心脑血管意外、肾病等高血压并发症的发生。血压在 150/90 毫米汞柱左右、血压轻度偏高的患者可以先不服药,通过改善生活方式来进行调控;但如果观察 3～6 个月后,血压仍控制不好,就必须用药物控制。而血压高于 150/90 毫米汞柱的患者,必须用药物控制血压。长期的临床实践证明,治疗高血压的药物不良反应是可逆的、轻微的,只要严格按照医生的指导用药,应该是安全的。因此高血压患者不要害怕药物治疗。

调查发现:有的高血压患者因为无症状,仅在查体时发现血压增高,长期不服药,使血压一直处于高水平。其主要原因是对高血压病的危害性认识不足,加之无明显症状而不服药。事实上,患有高血压病的患者一般可以没有特殊症状,即使有症状,大约 1/3 是心理压力所致,1/3 是与服用降压药物的副反应有关,只有 1/3 与血压升高真正有关,且症状与血压水平未必一致。有的人则认为自己血压只是偏高,血压处于边缘状态,不值得治疗,也未引起重视。事实说明,这种 1 级高血压同样对人体会发生危害。还有的患者因长期适应了较高水平的血压,一旦服用降压药后,血压下降至一定水平反而不适应,则可能出现头痛、头晕等症状,随后则不再用药。岂不知,持续高血压会造成心脑肾等重要脏器的损害。

正确的做法是,不但要用药治疗,而且要坚持长期用药治疗。

应该说,当确诊为高血压病,即使是无合并内脏损害的 1 级高血压病,在单独使用非药物疗法如控制饮食、增加运动、心理调适等未能使血压稳定在 140/90 毫米汞柱以下,就要进行药物疗法。回避患病的现实,认为"一旦服药即终身离不了,不能接受"。这是非科学理性的态度。诚然,高血压病治疗往往是终身性的,但这与某些精神药品的成瘾性完全两码事。要充分认识:高血压病不仅仅是血压升高,而且会损害全身多个脏器。如即便控制了其他危险因素,基线收缩压每升高 10 毫米汞柱,脑中风发病的相对危险性增加 49%;舒张压每升高 5 毫米汞柱,脑中风发病的相对危险性增加 46%。大量的研究结果证明,坚持认真服药,把血压控制在正常水平<140/90毫米汞柱乃至正常水平<120/80毫米汞柱,同样可以有健康人一样的生活质量,同样可以延年益寿。相反,讳疾忌医、视药如虎,那么,高血压病导致的严重的心、脑血管等疾病的发生只是时间早晚的问题。

误区 101. 认为年龄大了血压自然会增高,不必再服药

随着年龄增长,人体内的大小血管会出现程度不同的弹性功能下降(或称为动脉硬化)。通常,收缩压在中年后会持续升高,舒张压则在进入老年后因大动脉硬化而不再上升甚至有所下降。一些人想当然的认为,年龄增长血压增高是自然现象,不必服药治疗。

血压水平随着年龄升高绝非必然,更不能成为自然升高,而是一种病理现象,有非常严重的后果,需要持续服用降压药控制血压,以降低心血管疾病的风险。另外,通过限制钠盐摄入、加强体育锻炼等措施,可以延缓硬化的进程,使动脉血管在老年期仍然富有弹性,维持正常血压。

误区 102. 服不服降压药无多大差别

要知道,高血压患者中除5%左右(症状性高血压)可通过手术等方法得到根治外,其余90%以上的患者都是高血压病,这些患者是一种慢性病,往往需要长期或终身服药。有些人虽然已经发现高血压,但不在乎,甚至认为治疗不治疗均无所谓。还有的朋友说:血压高点有什么了不起,不误吃,不误睡,什么也不影响,以致会对苦口婆心劝他的医生产生一种"虚张声势"的感觉,仍然我行我素。持这种态度的人,是自己对自己不负责任的表现,是极端错误的,一定要予以避免。

医学家认为,其服药与不服药的结局是截然不同的,坚持长期用药者由于使血压降至正常或理想水平,可以减少和推迟器官的损害,因而具有十分重要的临床意义。而长期不服药者则由于血压长期处于高水平,其本身可促进或加速心、脑、肾等重要器官的损害,甚至引起致残或死亡。因此,要认清降压治疗的重要意义,积极、有效、长期地控制血压至正常或理想水平。

误区 103. "是药三分毒",尽量不吃或少服降压药

确实,药物是一把双刃剑,用药不正确会带来问题。但请大家放心,经过严格审批上市的药物,基本上都是安全有效的,不必过虑。服药犹如生病,都不依个人的主观愿望,而是客观的存在,一切根据需要来决定。因此,在推荐使用剂量范围之内这些药物通常非常安全,即使长期甚至终身服用而不会对人体产生伤害。只要需要,我们就应该在医生指导下服药。

科学研究证实,降压药可以有效降低血压,限制降低中风与心肌梗死等严重心脑血管疾病的发生风险。因此,不能因为害怕降压药的不良反应就不吃或少吃甚至拒绝服用降压药。事实上,在医生指导下服用降压药还是非常安全的。

选用降压药我们当然尽量要权衡利弊,有的药虽然有点不良反应,但因为降压的优点比这些缺点要大得多,那我们还是一定要用降压药。如果怕肝脏受损、怕肾脏受损、怕药物有不良反应就不用药,带来的后果将必然会很严重。

要知道现在绝大部分药都是通过肝脏代谢、肾脏排泄的,但这并不表示对肝、肾就会有损害。你应该根据自己的肝、肾功能情况,与医生沟通好再用药。如果你有脂肪肝、肝功能不正常,那么尽量选择不通过肝脏代谢的药物来降血压;如果你的肾脏功能不太好,我们会

尽量选择同时通过肾脏和胆道排泄的药,尽量保护你已经损害的肝、肾功能。但如果不用降压药,中风、心肌梗死、心力衰竭、肾衰竭等都可能发生,所以希望大家要懂得权衡利弊,一定选择合适的降压药,长期坚持用药。

对有不良反应者,我们可以联合用药,并调整用药量。同样两个药一起用,剂量可以减少,不良反应就可降低,降压疗效可以有协同的取长补短的降压作用。如硝苯地平(心痛定)与美托洛尔(倍他乐克)合用降压效果就很好。为什么呢?硝苯地平引起心跳快,血管扩张,美托洛尔引起心跳慢、血管收缩,两个药合起来用正好取长补短。诸如此类,各种各样的药可有多种不同的组合,每个人可以按照自己的情况联合用药。

误区 104. 一旦服用了降压药,就无法停用

产生这一误区的主要原因是由于不了解高血压的发展和病理过程。实际的情况是:如果不及时治疗高血压,血压就会长期处于较高水平。不仅使并发症相继发生,而且使以后的治疗更加困难,难以达到安全标准。所以,高血压同糖尿病一样,多数需要终生治疗。只有少数轻症患者可以短时间停药或暂时停药。再者,决定用药时间的长短与能否停药,主要取决于病情本身,而不取决于是否及时使用了降压药。降压药本身没有依赖性,也不成瘾。所以,大可不必"谈药色变"。如果停药后血压再次升高,就必须连续用药。

误区 105. 血压一高就用药

有的人偶尔一次血压偏高,就急于用药,这是错误的。有些人一旦发现自己血压高,就迫不及待地开始服降压药。还一些高血压患

者治病心切，常常擅自加倍服药或数药并用，数天内血压大幅度下降，由于降压过快可导致大脑供血不足，引发脑梗死等严重后果。有的患者血压一降到130/80毫米汞柱，就赶紧停药或减量，其实大部分情况是这样的药量是不多不少。

其实，服降压药要慎之又慎。首先要弄清楚的是：你是否真的患高血压？目前，对高血压判断的标准为：正常成人动脉收缩压≥140毫米汞柱，舒张压≥90毫米汞柱。但需在连续三天不同的时间里，在安静状态下，测量血压均高，方能确定为高血压。

确定高血压后，临床上最重要的检查步骤是寻找高血压的病因。在绝大多数患者中，高血压病因不明，称为原发性高血压，即高血压病。大约有5%的患者，血压升高是某些疾病的一种表现，称为继发性高血压。对这类患者的治疗更重要的是针对相关的原发疾病，而不仅仅是针对血压高这一症状。

即使是真的诊断为高血压病，也并不是所有的病例都需要立即服降压药。血压受许多因素影响，测量前运动、饮酒、睡眠不足等都会使血压偏高，应反复多次测量血压，即使多次测量血压都偏高，也应先从控制饮食、调理生活、加强锻炼、肥胖者减肥等方面采取措施。仍控制不理想，再去请医生为自己治疗。在治疗时，一定要把自己有什么病，全面告诉医生，以便于医生选择降血压药物。应根据具体情况：如果发现高血压时血压已高于180/100毫米汞柱，并经多次测定证实，应马上用降压药；如果是处于1级高血压，且时高时低，可先进行"非药物治疗"，如锻炼、减肥、限钠、补钾、补钙、静养、排除心理因素等。治疗3～6个月，若血压还降不下来，才考虑用降压药，而且使用时也要注意从小剂量开始。

高血压选择用药误区

误区 106. 降压药物的选用没有原则

服用降压药物应遵循以下原则：

(1)应用降压药物治疗原发性高血压需长期服药。因此,宜选用降压作用温和、缓慢、持久、不良反应少、患者易于掌握而使用方便的口服降压药(如氢氯噻嗪、利血平、复方降压片等)作为基础降压药,再按不同病期选用其他降压药物。

(2)用降压药一般从小剂量开始,逐渐增加剂量,达到降压目的后,可改用维持量以巩固疗效,尽可能用最小的维持量以减少不良反应。

(3)使用可引起明显直立位低血压的降压药物时,宜向患者说明,从坐为起立或从平卧位起立时,动作应尽量缓慢,特别是夜间起床小便时更要注意,以免血压突然降低引起昏厥而发生意外。

(4)临床上常联合应用几种降压药物治疗,其优点是:药物的协同作用可提高疗效;几种药物共同发挥作用,可减少各药的单剂量;减少每种药物的不良反应,或使一些不良反应互相抵消;使高血压患者的血压下降较为平稳。最常用的联合用药是利尿剂和其他降压药合用,利尿剂既可增强多种降压药疗效,又可减轻引起水肿的不良反应。

(5)对血压显著增高已多年的高血压患者,不宜使血压下降过快、过多,高血压患者往往因不能适应较低或正常水平的血压而感不适,且有导致脑、心、肾血液供应不足而引起脑血管意外、冠状动脉血栓形成、肾功能不全等可能。发生高血压危象或高血压脑病时要采用紧急降压措施。

(6)安全有效地降低血压。

(7)有利于改善代谢障碍。

(8)保护靶器官不受损害,有效降低高血压病并发症的发生率。

(9)适用于配合全身其他疾病的治疗,减少不良反应的发生。

(10)选用长效药物,可以一天服用一次,24小时平稳降压。

(11)从药效方面:降压作用维持时间长,血压波动小,对心、脑、肾有保护作用。

(12)从不良反应方面:降压的同时,应当考虑到药物对血脂、血糖代谢、电解质平衡的影响。

(13)从价格方面,理想的药效价格比是患者坚持服药的保障。

(14)从时间治疗学方面:谷峰比是药物疗效最小时的血压下降值与疗效最大时的血压下降值的比值;它的标准为:谷峰比值＜50％,则应每日服药二次以上;＞50％,则每日服药1次即可。遵照以上原则,可以使高血压病患者真正有效地提高生存率及生活质量。

误区107. 不能正确选择降压药

"非药物治疗"3～6个月仍不见效,才可考虑药物治疗。要采取阶梯疗法,先用一种降压药,逐渐增加种类和药物剂量。近年来降压药发展十分迅速,新药层出不穷,观念不断更新。以往对降压药的要求只是能够理想地降压,现在认为这还不够,在降压的同时,还应具有保持心脏功能、肾脏功能、呼吸功能等良好的作用。因此,近年来普利类、地平类等新型降压药及其换代产品应运而生。这些药对心脏有良好的作用,且副反应较少。剂型改进后长效(缓解、控释)品种也日益增多。

高血压的治疗原则最重要的有两条:个体化和坚持用药。患者如何服药,应由医生根据患者病情及治疗反应进行综合考虑,并在治疗实践中逐步找到个体化的最佳方案。对患者来说,最重要的是坚持服药。有的患者症状消失就不服药了,这对治疗非常不利。对高血压病目前尚无彻底根治的办法,需长期服药治疗,故患者应打"持久战"。

要本着个体化的用药原则为患者选择适宜的药物,药物选择应考虑如下因素:①患者存在的心血管危险因素。②有无靶器官损害、临床心血管病、肾脏病、糖尿病等。③有无其他伴随疾病影响某种降压药的使用。④注意联合用药的相互作用,避免使用影响降压效果的药物。⑤药物降低心血管危险的证据有多少。⑥患者长期治疗的经济承担能力。

误区 108. 不到正规医院就诊,随意选择降压药

一些患者听街坊朋友介绍某种药物有效,不征求医生意见,直接买来自己服用,这是非常不科学的。这种做法实际上是将高血压的治疗简单化了。目前,市场上治疗高血压的药物多达几十种,各有适应症和一定的不良反应,患者的情况也各不相同,科学地、合理地治疗,需在医生的指导下完成,自行购药服用,带有一定的危险性。

在众多的降压药物中,不同药物有各自的作用特点、不良反应及毒性。普通人很难合理选用和科学配伍。高血压患者不要看看药名就自购降血压药物。高血压患者一定得遵照医嘱服药,这样才能保证降压的效果和安全性;用药过程中出现任何问题或者有了新的变化,医生也会相应调整。但总有一些患者喜欢自己去买药,别人说什么好就买什么,这样反而会贻误诊治时机。

高血压分为原发性和继发性两种,原发性高血压的病因不明确,

与遗传、精神紧张和不良生活方式等有关,需要终生服用降压药。而继发性高血压是由于其他疾病引起,高血压只是其临床表现之一,对这类高血压主要是治疗原发病。原发病控制了,高血压也自然痊愈。因此两种高血压治疗方式迥然不同。即便都是原发性高血压,由于个体情况不同,所选的降压药物也是有差异的。

对于高血压的患者,不单要注意血压水平,还要看看其他是否存在心脑血管疾病发生的危险因素,如糖尿病、血脂异常等。另外,还要了解现在心、脑和肾的功能状态,以使治疗更为合理。而这一切只能在医院完成。

误区 109. 滥用、乱用降压药

降压药品种较多,作用的部位、效果各异,副作用、适应症、禁忌各不相同。有些降压药对这一类型高血压有效,有些降压药对另一类型高血压有效。服药类型不对路,降压作用不能充分发挥,有时会误以为"降压药不灵"。高血压患者的药物治疗应在医生指导下进行,应按病情轻重和个体差异,分级治疗。因此,用哪种药好,应遵医嘱,忌个人不加选择的乱用药。

误区 110. 用药互相攀比,不懂高血压个体化治疗

有的患者长时间一味服药而不定期到医院检查,这样易产生药物不良反应或耐药性。不同的患者需根据其病程、年龄、个体差异、脏器功能等情况,在医生指导下选择适当的药和适当的药量。

有的高血压患者在就诊时发现自己与其他患者服用的药物不一样,就提出疑问,如同是高血压患者,为什么给他用的药和我用的药不一样,甚至怀疑医生有厚此薄彼的做法。这是患者不了解高血压

治疗的个体化用药原则而产生的误解,因为每个高血压患者血压水平和所患高血压的类型不尽相同,个人身体素质又有差异,还有有无并发症等问题,所以用药就不尽相同。目前,可用于降压的药物有几十种,高血压患者用药存在一个匹配对号的问题,即使是用相同一种药,也还存在一个用药量的问题,甲患者可能要用一片,乙患者可能半片就行,这是医生根据患者情况"量体裁衣"而进行综合考虑的,不能一概而论。医生也应在治疗实践中,逐步找出个体化的最佳用药方案。

治疗高血压病用药一定要因人而异,没有一种药普遍适用于所的人。所以,决不可搬用别人的经验,用别人的药方服药。有病一定要到正规医院去看医生,不可道听途说,随便用药。由于各种降压药的化学结构不同,降压机制不同,降压作用持续时间长短不一,不良反应也不同。因此,要根据各人的不同病情,由诊病医生选择,即所谓因人而异或个体化治疗。一般降压药都是从小剂量开始,逐渐增加,直至达到控制高血压病的目的。如果服用后血压能达到正常,服药后感觉很好,没有不舒服感觉,那么就要坚持下去,使血压保持在正常范围。

误区 111. 跟着别人的经验用药

门诊上经常看到一家多人都有高血压,吃一样的药,结果有的血压控制较好,而有的控制不好。有的高血压患者不到医院看医生,而是根据别人的经验自己到药店买降压药。

每个人的身体素质及具体合并情况不一样,所以高血压治疗有个体差别,要具体情况具体分析。别人有效可能对自己无效,甚至非常有害。高血压的合理治疗,需要根据全身情况选择最佳药物,需要在有经验的医生指导下进行。自行购药服用,带有一定盲目性、片面性,也有一定的不安全的因素存在。所以,应先经医生诊断,作必要的化验检查,及对心、脑、肾等功能的测定,然后进行治疗。千万不要凭想象,也不能一味追求那些新药、特药,或认为价格越是贵的药越是"好药"。

有位高血压患者比较热心,自己用美托洛尔(倍他乐克)效果很好,马上就告诉他的朋友,朋友正为找不到合适的降压药而发愁,马上也服用这种药物,结果吃了一次,心跳慢到 50 多次,难受得不得了。这是怎么回事呢?高血压病因复杂,临床分型很多,每个人对药物的反应性、适应性和耐受能力又各不相同,各种降压药的性能也各异,因此,不能用同一个固定的模式服药,而应坚持"个体化"的用药原则,如美托洛尔适用于心率较快,无心力衰竭和传导阻滞的高血压患者,但对那些心率较慢,心功能不全或伴有传导阻滞者则应该禁用!美国在一项 4000 例 1、2 级高血压患者的治疗研究中发现,服第一种降压药后,约有 40% 的人血压得不到控制,更换药物后,逐渐获得满意疗效。

当今的降压药已有 6 大类上百种,它们的药效各不相同,不同高血压病患者的血压水平、危险因素、相关疾病、遗传基因也存在差异,这些就决定了不同患者间治疗上明显的个体差异,医学上称之为"个体化"。因此,认为"老张有效老李也有效"不但是错误的,而且可能是危险的。曾有一例高血压病合并有支气管哮喘病史的患者,听朋友说洛尔类降压疗效好,也自行服用,结果引起哮喘发作。因此,应该服什么药,怎么服,都要听从专科医生的指导。高血压患者应在医生的指导下,正规治疗,不可单纯依靠别人的经验服药。

误区 112. 把降压药当做对症药来用,以症状代替测血压

有些高血压患者可以没有任何临床症状,许多人都是体检时才

知自己患了高血压,这类患者往往忽视降压药的服用。也有些患者服了降压药物后,头昏头痛等症状明显缓解,从此疏于服药,只有当症状反复时,才又想起服药。这种只顾跟着感觉走,有病不服药或间断服药的做法只会增加高血压对人体的危害。

有的人感到头晕、头痛等不舒服症状的时候才临时吃些降压药,没有症状时就误认为自己血压正常了,平时就不服药,这是不对的。因为有的高血压患者血压即使高到 200 毫米汞柱以上也会没有症状,这些患者称之为适应性高血压。高血压患者即使有症状也常无特异性。服药的唯一依据应该是测量到的血压。

还有许多老年高血压患者平时不测血压,仅凭自我感觉服药,无不适感觉时少服甚至不服药,一旦出现头晕、头痛等症状就突然加大药量。殊不知,血压忽高忽低或下降过快,同样会出现头晕、头痛等不适症状。不测血压,盲目服药,不仅不能控制血压稳定,还可使病情恶化,诱发心脑血管疾患。

高血压治疗的一个重要原则就是"坚持用药,不要随便停药"。但是门诊遇到许多患者,他们会告诉医生,自己只在出现头晕、头痛等症状的时候才临时吃些降压药,没有症状时就不在意或误认为自己血压正常了,就不服药。显然,这种做法是不对的。

因为,每个人对血压升高的耐受性不同,有的高血压患者收缩压即使高到 200 毫米汞柱以上也会没有症状。因此,服药的依据应该是测量到的血压值,而不是自我感受。

误区 113. 单纯收缩期高血压的用药无讲究

单纯收缩期高血压(收缩压≥140 毫米汞柱,舒张压<90 毫米汞柱)在老年人中很常见。以往曾认为高血压患者的心脑血管事件(脑中风及心肌梗死)的危险主要与舒张压升高相关,因而众多治疗高血

压的临床试验都是针对降低舒张压进行的,而忽视了收缩压增高的风险,甚至导致一种误解,认为老年人的收缩压增高是随年龄增高的一种生理性改变。近年来,越来越多的临床流行病学研究证据显示,老年人单纯收缩期高血压不是高龄者的生理状态,而是引发心脑血管事件的危险状态。大量临床试验证明,单纯收缩期高血压的降压治疗可使脑中风事件下降33%,冠心病事件下降23%。单纯收缩期高血压的降压标准是收缩压降到150毫米汞柱以下,越接近正常越好。

老年单纯收缩期高血压不但伴随心脑血管事件的危险增高,而且控制困难。收缩压容易大幅度波动,常常需要2种或多种不同类型的降压药物的联合使用。根据已有的临床试验证据,可首选长效地平类或利尿剂,必要时可联合使用普利类或沙坦类。最近公布的一项试验结果提示,沙坦类氯沙坦(科素亚)与利尿剂合用对这类高血压的控制效果良好,比以洛尔类为主线的治疗更能显著减少脑中风。考虑到提高患者坚持长期服药的依从性可显著提高降压效果,沙坦类与小剂量利尿剂的固定复方制剂有广阔的应用前景。最近美国的一项研究结果显示,廉价的噻嗪类利尿剂和较贵的地平类和普利类一样可有效改善患者的健康状况。常用的长效地平类有拜心通(硝苯地平控释片)、络活喜(氨氯地平)、波依定(非洛地平)和尼索地平。络活喜为第三代地平类的代表药物。大量的临床研究已证实,长效地平类能安全、有效地减少心脑血管疾病事件,能更有效的降低收缩压和抗动脉粥样硬化。

误区 114. 舒张期高血压的用药无讲究

单纯舒张压大于或等于90毫米汞柱为舒张期高血压,是中青年高血压的主要特征,其临床表现为头晕,头胀及精神不振。

　　减重对舒张压下降幅度比收缩压更明显。其他如低盐饮食、适量运动等也能有效地降压。当非药物治疗 3～6 个月后血压仍不能降到低于 135/85 毫米汞柱,则应服降压药物。因为长期降压防止心、脑、肾并发症的成效远远大于降压药可能带来的轻微的不良反应。可选用对周围血管有高度选择性的长效地平类药如非洛地平(波依定)、氨氯地平(络活喜)等。异搏定缓释片由于能降低在紧张状态下释放的去甲肾上腺素,从而扩张血管。唑嗪类药(如常用于治疗前列腺肥大的特拉唑嗪、多沙唑嗪等)也可直接扩张血管,使舒张压较明显下降。假如联合用药,如:普利类药(如卡托普利)加异搏定缓释片等可能比单一用药效果更佳。波依定(非洛地平)和络活喜同属二氢吡啶类地平类药,都是长效降压药。与波依定相比,氨氯地平作用时间长达 24～36 小时,比较温和。

误区 115. 糖尿病合并高血压选择降压药无讲究

　　(1)普利类药(血管紧张素转酶抑制剂):血管紧张素是使血压升高的物质。血管紧张素转酶抑制剂可使血管紧张素减少,同时可以保护心血管,治疗心脏功能衰竭,使糖尿病肾病患者尿蛋白减少。血管紧张素转酶抑制剂,包括卡托普利(开博通)、依那普利(依那林)、福辛普利(蒙诺)等。依那林和蒙诺每天只需要 1 片,非常方便,缺点是会引发咳嗽。合并肾血管狭窄、肾脏功能障碍、高血钾的患者慎用。

　　(2)地平类:这类药物抑制钙进入血管壁,使血管扩张,降低血压,同时治疗冠心病。比较常用的药物是硝苯地平(心痛定)。有些患者服药后血压迅速下降,很快回升。为了克服药物的不良反应,目前生产了硝苯地平缓释片和长效制剂氨氯地平(络活喜)。还有兼有治疗心脏病作用的尼群地平。

（3）α受体拮抗剂：适用于糖尿病患者早晨血压增高者。如特拉唑嗪等。药物的缺点是容易引起体位性低血压。

（4）利尿剂：常用药物是吲达帕胺（寿比山）、双氢克脲噻。药物的缺点是大量应用容易引起低血钾、心律不齐。其适合于糖尿病合并肾病、心脏疾病患者。

（5）沙坦类药：常用的有氯沙坦（科素亚）、缬沙坦（代文）等，降压作用平稳、持久，对心率、血糖、血脂无明显影响，对心脏、血管、脑、肾脏有保护作用。

糖尿病患者选择的降压药物最好是长效类药物。需要强调的是糖尿病患者合并高血压时，不要选用洛尔类，如普萘洛尔（普萘洛尔）等，这类药可抑制胰腺分泌，降低机体对胰岛素的敏感性，使葡萄糖耐量下降。同时，洛尔类还可抑制肝糖原分解，影响脂质代谢，加重降糖药引起的低血糖反应，严重时甚至会影响心脏功能。

误区116. 糖尿病合并高血压联合用药选择无讲究

糖尿病合并高血压降压药物使用的原则是：首选普利类，常用的有卡托普利（开搏通）、伊那普利、福辛普利（蒙诺）等；如果单用普利类，血压控制未能达标时，降压药联合应用也有讲究，可考虑以下三种选择。

（1）联合使用沙坦类药，常用的有氯沙坦（科素亚）、缬沙坦（代文）等。这类药不影响人体对葡萄糖的耐量，具有改善胰岛素不敏感性的作用。

（2）联合使用地平类，在降血压的同时，不影响糖及脂质的代谢。常用的有硝苯地平（心痛定）、尼群地平（硝苯乙吡啶）、维拉帕米（异搏定）等。

（3）联合使用利尿剂，尤其是小剂量噻嗪类利尿剂，还可以减少高血压、糖尿病患者心脑血管病的发生率和死亡率。常用的有吲达帕胺(寿比山)、氢氯噻嗪等。但必须注意,噻嗪类利尿剂有排钠排钾作用,易引起低血钾等不良反应,一旦发生,应立即停药或补钾。

其他联合用药组合有:普利类药、沙坦类药和利尿剂,地平类和利尿剂,普利类药、沙坦类药和地平类联合应用等。

误区 117. "降压调脂"无需联手治疗

(1)单一降压与调脂的缺陷:冠心病的发病因素并不是单一的,在一些人群有集中分布的趋势,而且这些因素的相互作用,决定了冠心病发病的危险性。因此,不能孤立评价和治疗这些危险因素。如果只是单一控制某些危险因素,一方面容易忽略同时存在程度不重的多重危险因素的高危人群,另一方面忽略了多个并存的危险因素之间的协同作用。

对高血压患者而言,虽然降低血压可预防某些靶器官损害,如充血性心力衰竭、肾动脉粥样硬化和脑中风,但对冠心病的预防并未达到预期目的。高胆固醇血症可增加人体对致高血压刺激的敏感性,更易引发高血压或使高血压恶化。

近年来的研究证明,干预多重危险因素可使患者获得更大的益处。例如适度降低血压和胆固醇,减少吸烟和控制肥胖,可能使心血管病危险降低一半以上。而且,不同的干预措施可能达到同样的目的。

(2)降压与调脂联手的益处:研究表明,对确诊的高血压患者给予他汀类调脂药物治疗,能减少无症状心肌缺血,降低心血管疾病病死率,同时,还能增强降压药物的降压作用。

目前,他汀类调脂药物已成为治疗冠心病的主要药物之一,不仅可降低心血管疾病的病死率,还能增强降压药物的降压作用。因此,降血压和他汀类降胆固醇药物的联合治疗,可能是更为理想的干预对策,能更有效减缓或阻止动脉粥样硬化进展和预防心血管疾病。

因此,高血压患者应认识到合并血脂异常的危险性,积极进行血脂筛查。如发现血脂异常,应在积极降压的同时接受调脂治疗。

误区 118. 高血压合并血脂异常选择降压药无讲究

高血压合并血脂异常时,选择降压药的原则是既有较好的降压效果,也不影响脂质代谢。

普利类如卡托普利、依那普利等,长期使用对血脂等无不良影响,而且降压效果明显,有显著的保护心脏作用。

地平类如硝苯地平、尼莫地平、尼群地平、维拉帕米(异搏定)、地尔硫䓬等,通过复杂的机制,抑制细胞外钙离子进入细胞内,使细胞的收缩功能减弱,如心肌收缩力下降,血管扩张,从而导致血压下降。而且还能抑制血管中层的平滑肌细胞增殖,使钙在血管壁沉积减少,以及减少红细胞、白细胞和血小板在管壁附着,进而起到抗动脉粥样硬化的作用。另外,此类药物对血脂及电解质影响小,对血流变有良好的影响,故也适用于高血压合并血脂异常的患者的治疗。

α受体阻滞剂哌唑嗪有降低胆固醇、甘油三酯,升高血中高密度脂蛋白的良好作用,是治疗高血压合并血脂异常的理想药物。缺点是有少数患者出现"首剂效应",即首次用药时出现体位性低血压、晕厥、心慌等。治疗时从小剂量开始,递增剂量,则可避免此类不良反应发生。

因此,伴有血脂异常的患者可选择α受体阻滞剂,也可选用地平类和普利类。

误区 119. 高血压伴高尿酸血症选择降压药无讲究

高血压伴高尿酸血症的机理,一是由于高血压引起大血管病变、微血管病变,使组织缺氧,血乳酸水平升高,使肾小管分泌尿酸被抑制,且体内尿酸合成增加,肾脏清除减少。二是部分高血压患者,在长期使用噻嗪类利尿剂后造成血容量减少,使尿酸重吸收增加,引起高尿酸血症。长期的高尿酸血症,在一些诱因作用下引起痛风急性发作。

高血压伴高尿酸血症或痛风患者在选择降压药时,必须考虑到高尿酸血症或痛风及高血压均对肾脏有损害,故建议使用对肾脏有保护作用的普利类或沙坦类。有报道说,氯沙坦是目前唯一能够在降低血压的同时降低血尿酸水平的沙坦类。其降压作用平稳、持久,对心率、血糖、血脂无明显影响,对心脏、血管、脑、肾脏有保护作用,咳嗽的发生率很低。其作用机理是通过促进尿酸的排出,使血尿酸水平下降。不宜使用可抑制尿酸排泄的降压药(如噻嗪类利尿剂及含噻嗪类利尿剂的复方制剂),以及水杨酸类药物(如阿司匹林)等。

对于高血压伴高尿酸血症或痛风患者,除在选用降压药上需注意外,在痛风性关节炎急性发作期,可加用秋水仙碱以减轻局部炎性反应。另外,尚需重视诱使痛风急性发作的其他因素的处理。应注意饮食控制,进食低嘌呤或无嘌呤饮食,避免进食动物内脏、某些鱼类等含嘌呤量极高的食物。要戒烟、戒酒,因为酒精可促进尿酸合成,过多饮酒可引起乳酸升高而阻碍尿酸排泄。生活应规律,并应坚持适当的体育活动。

误区 120. 血压升高时立即服用硝苯地平

在一些小医院,医生会叮嘱患者:在血压升得比较高的时候,立即在舌下含服 1 片硝苯地平(心痛定)。从临床看,它已经成了很多老年人的用药习惯之一。这样做确实可以在很短的时间内达到快速降压的目的,但实际上我们已经不推荐患者采取这样的手段降压。

它最大的危险就在于引起血压的波动,对脑血管的危害较大,极易诱发脑梗死或者是脑供血不足。

误区 121. 忽视了选用长效降压药

多数患者常年使用短效制剂,一日 3 次,殊不知此类药只能管白天,不能管晚上,对于较重的高血压病患者,就容易造成长期夜间血压过高或昼夜血压差过大的情况,比较容易引起心血管并发症或靶器官(如心、脑、肾)损害。近年来兴起的长效降压药日益增多,是高血压病治疗的一大进步,其种类包括地平类、普利类药及沙坦类药等,每日只服一次,作用时间可长达 24 小时以上,昼夜降压平稳,服用方便,易于耐受。

根据心脑肾靶器官受累程度合理用药。短效降压药不利于 24小时血压的平稳过渡,明显对夜间血压监管为空白,所以不主张采纳。

高血压服药方式、方法误区

误区 122. 采用传统的服药方法

　　研究表明,高血压病患者的血压在清晨醒后变化最大,可以在数分钟之内上升 15～38 毫米汞柱,中午过后,血压会自行下降。这种血压变化规律致使患者容易在早晨和夜间发生脑中风。(早晨容易发生脑出血,而夜间则容易发生脑缺血。)传统的每日 3 次的服药方法没有考虑患者的血压变化规律,只是一味地考虑降低血压,结果使清晨时的血压控制不理想,而下午和夜间常使血压偏低。

　　新的服药方法每天清晨醒后 1 次性服药。可以有效地防止清晨醒后的血压剧烈变化,使血压处于比较平衡状态,因此效果较好。

误区 123. 常规服药,一天三次

　　无论是正常人或高血压病患者,每个人的血压在一天 24 小时内都不是恒定不变的,在某一时刻测量的数据仅为"瞬时血压",它并不能反映患者的实际情况。若每隔 1 小时(或 2～4 小时)测 1 次,并将每次测得的数据画于坐标上,你就可以发现,这"坐标线"是呈"双峰一谷"的一条曲线。即血压清晨开始升高,至上午 8～9 时出现第一个高峰,中午下降,下午 16～18 时出现第二个高峰,晚间又开始下降,半夜 2～3 时降至最低谷。

　　治疗高血压,掌握一天中血压的峰值,择时用药很重要。一般应在血压高峰之前 1～2 小时服药。待药物在血液中的浓度达到最高

值时,也恰是血压高峰时,降压效果最佳。

过去"一天三次"的传统服药方法,没有全面地考虑到患者血压的这种变化规律。因此,往往会出现这样的情况:在血压升至峰值时控制不理想;而在夜晚患者血压本来已下降的情况下服药,结果使血压更低(血压很高者例外)。这样一方面容易引起脑缺血和脑血栓形成,另一方面可引起血压"反弹",表现为第二天血压反而上升。

我国许多患高血压病的老人家为了"平安过夜",每晚临睡前服药是不正确的,许多人久服药物无效原因也在这里。

其实,患者应学会自测血压,每天测4~6次,连续数天,便可摸索出自己血压的波动规律,并据此规律在医生的指导下来确定服药时间,使血压在全天24小时内得到稳定的控制,这是正确服用降压药的关键。

误区 124. 长期服用一类药、每日一次

有的患者盲目长期服用一类降压药,服药只作为一种生活习惯,任何药物长期服用都会降低疗效,产生耐药性,并易产生药物不良反应。同时,有不少患者的血压往往需要两种或两种以上不同降压机制的药物联合应用才能有效地降低其血压。另外,不同的患者应根据病程、年龄、个体差异、脏器损害的有无以及程度等情况,选择适当的药物加以治疗,千篇一律或长期服用一类药物是不可取的。所以,一定要在医生的指导下,按照病情需要及时选择和调整药物。

有的人出于省事,或嫌麻烦,不管是短效降压药还是长效降压药都采取每日1次的服药法,其实是不科学的。因为短效降压药服药数小时后,随着药物在血液中浓度的下降,降压效果也随之降低或消失。如不能定时服药,血压也随之升高,不能有效地控制24小时血压。而只有长效降压药或缓释、控释制剂才能维持12或24小时平

稳降压。故每日一次的服用法不是适合于所有的降压药,而是仅限于长效、缓释或控释片。

误区 125. 不能择时用药

服药时间与药物剂量同等重要。高血压患者选择服药时间很重要,应在自己的血压达到高峰之前 1～2 个小时服药。因此,家庭最好自备血压计,自己学会测量血压,以随时掌握血压的变化。在生物钟的作用下,血压一天中呈昼高夜低的波动。睡眠时血压降低,入睡后 2 小时,血压可降低 20%。此时一般不需要服降压药。但许多老人为了"平安过夜",却在睡前服药。2 小时后药效进入高效期,正逢血压低潮期,低上加低,会导致血压大幅度下降,血流缓慢,脑组织供血不足。血液中的血小板、纤维蛋白等极易黏附在血管内膜上,堆积成血凝块,从而造成脑血栓。老年人多伴有动脉粥样硬化,血管内膜粗糙,更易形成血栓,阻塞脑血管后发生缺血性中风。血压大幅度下降后,还会引起心肌供氧不足,从而诱发心绞痛及心肌梗死。睡前服降压药的危险还在于:血压低时再降压会引起血压的反跳,血压会比原来的更高。有的高血压患者认为"降压越快越好"、"血压降得越低越安全",这是治疗高血压的误区。血压降得过低并不安全,反而有害无益。

误区 126. 睡前服降压药

患高血压病的人,经常需要服用降压药。有的患者除白天服用外,在晚上睡觉前也服些。其实,睡前服用降压药应慎重。

有的高血压患者,常将一天降压药的最后一次放在临睡前或仅在睡前服一次降压药,这种做法是不科学的,是危险的。当人体处于静止状态,血压可自然下降20％,而且以睡后2小时最为明显。倘若患者临睡前服了降压药,2小时也正是药物的高浓度期,可导致血压明显下降,心、脑、肾等重要器官供血不足,而使患者发生意外。有临床研究报道,致命性脑血管意外中约有40％是由于低血压所致,特别是70岁以上的老年人,若收缩压低于100毫米汞柱或低于原有血压15％～20％,则更易发生脑血栓。科学家强调按人类生物钟用药,即上午9～10点、下午14～15点各用一次降压药更为安全有效。

因此高血压病患者一定要按规定的时间服药,除已知血压过高外,应避免睡前服药,如需晚上服用,也应安排在睡前3～4小时。

 知识窗

正确的服药时间选择:睡前和晨起血压正常的高血压患者,睡前不服药。白天血压正常,夜间血压高的非杓型高血压,睡前服药。睡前和晨起血压高的高血压患者,睡前一定服药。

误区127. 不能合理的服用药物

有些患者认为自己有高血压病,服用了药物就万事大吉了,既不请专业医生指导用药,也不监测血压水平。事实上,服药没有达到控制血压的目的,等于没有治疗。还有人则寄希望于看一次医生、服一种药物、甚至于服一次药物,就能够把血压降下来。高血压病治疗是一个长期的过程,期间需要根据血压控制情况调整药物的品种、剂量和给药时间,逐步地把血压降到合理的水平。这个过程可能需要1个月、2个月、3个月甚至更长的时间,也可能需要两种、三种甚至更多的药物联合使用。因此,高血压病患者应该定期监测血压,在专业医生的指导下调整用药。

误区 128. 治疗用药不遵医嘱

目前门诊、病房里的不少"老病号"都是因为不听从医生的建议，对治疗的依从性不好而造成的。高血压患者首先要做到低盐饮食，在最初的阶段让患者严格按照每天只摄入几克盐确实有点难做到，但患者要有逐渐减低盐摄入量的意识，不能还按发病前的生活习惯，想吃多咸就做多咸。其次，患者要学着控制自己的情绪，过于激动会引起血管收缩，造成血压升高，容易突发一些疾病。运动对高血压患者也至关重要，运动项目要选择舒缓的，以步行为主，严格减少剧烈运动的次数。

有的患者对治疗高血压显得漫不经心，想起来的时候就服药1～2次，忘记了就停药1～2天。其实，药物在血液中要积累到一定水平才具有降压作用。断断续续用药，血中药物浓度忽高忽低，则很难达到降压所需水平，也更谈不上维持降压作用。

误区 129. 一味强调"立竿见影"

许多高血压患者迫切希望两三天甚至当天就把血压降至正常。不少患者血压一降下来就停药，结果不久血压又升上去。血压反复大幅波动，会使高血压并发症的发病率增加，引起冠心病、中风和肾损害等严重并发症的发病率显著增高。

由于老年高血压患者本身的特点，以及大多伴有其他慢性疾病的情况，他们对于血压波动的耐受能力都很有限，因此对于他们无论是药物降压治疗还是减轻体重、增加运动量等非药物治疗，都不要强调"药到病除、立竿见影"。

降压药应从小剂量开始，降压速度不宜过快。由于患者常为多种疾病并存，多同时存在其他心血管危险因素或靶器官损害，因此选择治疗药物也要慎之又慎，用药后要密切观察疗效和不良反应。

需要注意的是，在临床上有不少医生和患者治病心切，选择一种药物治疗几天之后，看到血压没有达标，就认为这种药物不适合，于是迅速换药。其实，合理的老年患者降压治疗应该在 4～8 周内逐步将血压控制到位，然后长期维持。因此使用降压药物短期内没有达标并不意味着该药对于这个患者无效，是否有效需要观察一段时间再下结论。

常用的降压药物，到目前为止所有的老年人都可以选择，其中地平类药和利尿降压药降压效果更好，不良反应少。地平类药长效地平类药的不良反应较少，对代谢无不良影响。无绝对禁忌证，与其他几类降压药物均可联合使用。老年人降压达标推荐多种降压药物联合治疗，目的是减少每种药的不良反应。此外，老年人降压应权衡用药的利弊，应充分评估伴随疾病带来的影响，根据个体特点选择合适的降压药物。

误区 130. 服药剂量过大、血压骤降

有些人一旦发现高血压病，恨不得立刻把血压降下来，随意加大药物剂量，很容易发生意外。短期内降压幅度最好不超过原血压的 20%，血压降得太快或过低都会发生头晕、乏力，重的还可导致缺血性脑中风和心肌梗死。

人体的动脉血压是流向组织器官的动力，对保障各组织器官所需的血流量具有重要意义。如果血压骤降，全身各组织器官血供应不足，尤以脑、心、肝、肾等重要器官，可因缺血缺氧而发生机能障碍，甚至造成不良反应。

由于老年人的心脑血管都有不同程度的硬化,血管腔也相应变细,血流减少,因此一般主张选用小剂量、较缓和的降压药,并在1周内每日观察药后血压变化的情况,最终选择一个最佳有效的维持量。老年人血压最好维持在150/90毫米汞柱左右,老年人降压不是越快越好,也不是越低越好。有不少高血压患者对较高的血压已经适应,突然降得过低反而会引起不适,出现一些不良的症状,导致重要脏器缺血和体位性低血压,甚至发生脑血栓形成和心肌梗死。老年人用药一般主张用长效药,单一用药。如果单一用药血压控制不好,可以在医生指导下合理配伍,联合采用不同作用机制的低剂量降压药物,使之优势互补,增加降压效果,但切忌自作主张过量用药或把几种降压药一起使用,这样可能会导致血压降得过低、过快而诱发心脑血管意外,同时不同药物之间的相互作用反而可能降低治疗效果或增加药物不良反应的机会。

 知识窗

好降压药的标准:①单用至少可使1/2的患者有效;②服用方便(如一天服一次或数天服一次);③对电解质、糖、脂肪代谢无影响;④对生活质量无或很少有影响;⑤直接作用于阻力血管;⑥可防止或逆转左室肥厚。

误区 131. 盲目加量,不懂联合用药

有一患者,刚刚服用硝苯地平(心痛定)2～3天,发现血压不降,就立即加大一倍剂量,引起面红、心悸、烦躁不安的不良反应,医生检查诊断为窦性心动过速,经减量并加用普萘洛尔(心得安),心悸消

除,血压控制满意。联合用药,是达到目标血压的主要方法,多为两种(少数为三种以上)不同种类药物的联合应用。它的主要优点是用药量较小,其疗效明显增强,而不良反应却可以相互减少或抵消。例如上述地平类硝苯地平(心痛定)与洛尔类联用就是一个例子。前者的常见不良反应是面红、心悸,而后者既能阻滞心动过速,又可降低血压,两药联用,相得益彰。

大约2/3的高血压病患者用一种降压药就可以使血压降到正常;1/5的患者需两种降压药合用,才能使血压降至正常;而另有10%左右的高血压病症人则需三种降压药合用。如果属于后两种情况,你还服一种降压药,血压自然很难降至正常。

两种以上的降压药合用,如果药物配伍不恰当,也会出现麻烦。不能合用的药物合用,会产生不良反应;有些非降压药与降压药合用会削弱降压药的作用。一般来说同一类或作用类同的降压药不宜合用。

医学研究早已表明:联合用药是高血压病治疗之本。高血压病的治疗往往需要两种或两种以上的药物联合应用,才能使血压达标。主要原因是:

(1)单药降压效果不理想:单药治疗使血压达标率仅为20%~50%,因为单药治疗,血压下降后会激活人体调控血压的系统,血压又恢复至用药前水平,若增大剂量则容易出现不良反应。而联合用药后,血压达标率可提高至75%~90%,且两种或两种以上降压药能够抵消不良反应,减少每种药的剂量,提高疗效。对于合并糖尿病或轻度肾脏损害等并发症的2、3级高血压病患者,要求血压应降至130/80毫米汞柱以下,单药治疗难以达到这一目标,联合用药则可以使初诊患者短时间内达到降压目标的成功率增加。

(2)联合用药可以保护重要器官:不同类降压药物对心、脑、肾等重要器官的保护有所不同,地平类预防脑中风最突出;普利类药及沙坦类药可逆转心脏左心室肥厚,减少蛋白尿,延缓糖尿病或非糖尿病肾病引起的肾功能不全;洛尔类及普利类药可改善合并心力衰竭患者的预后。所以说,联合用药可以从不同机制保护重要器官。

(3)联合用药可降低单药剂量,抵消不同药物引起的不良反应:如利尿剂可造成低血钾,联合普利类药或保钾利尿剂可避免血钾降低;地平类可引起水肿和心率增快,联合普利类药可减少水肿,联合洛尔类可避免心率增快。

总之,高血压病的治疗需要联合用药的主要原因是:单药降压效果不理想;可以保护重要器官;可降低单药剂量,抵消不同药物引起的不良反应。

联合用药首选第一线药物,普利类药和洛尔类为首选药。在无干咳和心率不低于 60 次/分以下的情况下,这两种药物使其终末结果大大的受益。需要强调的是,在选择降压药物时不能光看那个药物能降压,要看这个药物在降压的同时是否对靶器官(心脑肾)有无保护作用。这是减少高血压患者并发症延长寿命之关键。恰恰上述两类一线药物具备改善血管的内皮功能及减少心室运动率及心肌耗氧,如依那普利联合美托洛尔(倍他乐克)。如上述两种达不到预期指标效果在加入其他种类降压药物。如地平类和噻嗪类药物等。患有冠心病者选择前者,单纯收缩压高者选择后者。

误区 132. 不了解常用的降压药物有哪些不良反应

(1)利尿剂(如氢氯噻嗪)。不良反应有低血钾、高尿酸血症、高钙血症、高血糖和血脂异常。另外,对肾功能减退的患者会有不利影响。

(2)洛尔类(如美托洛尔)。常见的不良反应主要有心动过缓、诱发支气管哮喘、高血糖、血脂异常等。虽然最近发现小剂量可治疗某些心力衰竭,但大剂量使用可发生急性心力衰竭。

(3)普利类。最多见的是咳嗽,以咽痒、干咳为主,发生率10%~20%。其他少见的有血管神经性水肿、高血钾、白细胞下降、低血糖等。对肾功能不全者会增加血尿素氮,所以肾功能减退者需慎用。

(4)沙坦类。目前尚未发现明显不良反应,可有轻度头晕、恶心等。

(5)地平类。硝苯地平可产生面部潮红、头痛、心率加快、踝部水肿。维拉帕米和地尔硫卓由于对心脏传导及窦房结功能有抑制,因此对心动过缓和房室传导阻滞者不用。

(6)α受体阻滞剂(如特拉唑嗪),体位性低血压,尤其首剂服药时容易发生,因此首次服药时常在入睡前半量服用,并注意夜间尽量避免起床。

每种药物自身的药理作用、药物代谢动力学、药效及其不良反应都是不相同的,在选用时候,应该扬长避短,根据不同的病情,选择剂量最低、益处最大、最适合的药物。

(7)复合制剂:复方降压片有头晕、精神抑郁、血脂异常等不良反应;珍菊降压片会产生口干、头晕、便秘等不适;复方罗布麻则容易导致直立性低血压。

误区133. 惧怕不良反应

很多患者看过降压药说明书上的不良反应后,非常害怕,不断地换药甚至擅自停药,造成血压大起大落。俗话说"是药三分毒",任何药品都可能有不良反应,这些不良反应只在少数人身上出现,而且许多是可以预测的,即使发生了也可以及时处理。只要血压控制良好,就不必频繁换药;只要在医生的指导下合理用药,一般都是安全的。

高血压患者需长期服药,这让不少患者对药物不良反应心存疑虑,一旦血压改善则擅自停药,怎样避免或降低药物的不良反应,就要求患者必须在心血管科医生指导下用药。

误区 134. 惧怕舒张压降得过低

老年高血压的定义是年龄在 60 岁以上、血压持续或 3 次以上非同日作为血压收缩压≥140 毫米汞柱和(或)舒张压≥90 毫米汞柱,除了年龄外,与普通成年人的高血压定义没有差别。不同的是,在老年患者中还有一种特有的高血压,即老年单纯收缩期高血压,专指收缩压≥140 毫米汞柱,舒张压<90 毫米汞柱的情况。

之所以有老年单纯收缩期高血压,是因为随年龄的增长动脉血管弹性变差,舒张压在 60 岁后缓慢下降,进而导致脉压增大。对于这种情况,很多患者甚至医生都会因为惧怕降压的同时导致舒张压过低,而听任收缩压高高在上,使降压不达标。调查显示,收缩压是脑血管病和冠心病危险性的重要预测因子,对心脑肾等靶器官的危害超过了舒张压升高的影响。因此,如无禁忌症将"收缩压控制在150 毫米汞柱以下,如能耐受可进一步降低"才能更好地保护老年患者的靶器官。

另外,在临床实践中也发现,对于老年高血压患者进行降压治疗时,收缩压相对下降幅度更大,从而使脉压缩小。因此,合理服用降压药物通常可以控制收缩压,并不一定会导致舒张压过低甚至引起重要器官供血不足。此外,随着治疗时间的延长,有些患者会因为动脉弹性好转反而舒张压有所上升。

误区 135. 长期服用降压药会产生耐药性

很多高血压患者问:高血压患者长期服降压药,会不会产生耐药性？

高血压患者必须坚持长期服用降压药，日日服，月月服，年年服，不能随意停用。既然要长期服用，所以研究降压药的专家学者们，早就考虑到降压药长期服用是否会产生耐药性的问题。市场上的降压药，都已经经过科学研究，如果长期服用会产生耐药性，则该降压药不能上市，国家的药品审查监督部门也就不会批准它。

有些患者开始服用一种降压药，血压很正常，但是过了一两年后，血压升高了，这不是因为药物产生耐药性，可能是患者的病情发生了变化。因素很多，像有些地方四季变化明显，夏天高温时，血压有所降低，冬天寒冷时，血压有所升高。因此应根据血压水平，调整降压药的品种和剂量。

有的人今天吃硝苯地平控释片（拜新同）加尼莫地平，过两天加尼群地平，过一段时间又是拜新同加波依定，这些都是同一类的药而去反复地吃，一会儿是长效的一会儿是短效的。还有的患者早晨吃了珍菊降压片，下午又加吃复方降压片，自己还觉得蛮有道理，说是为了避免产生"耐药性"。

"耐药性"一般是长期服用抗菌药，体内的病菌会产生耐药性使疗效降低。降压药并没有这个"耐药性"，所以我们不必今天吃这个药明天吃那个药，调换调换花样。尤其是我们现在主张用长效降压药物，它的降压效果产生比较慢，比较持久、平稳，服用的时间越长作用就越明显。像沙坦类氯沙坦这类的药，用3个月它的降压作用不如半年，用一年它的降压效果会比半年更好。因为它是一个长效的降压药，服用的时间越长，心、脑、肾等靶器官的保护作用就越明显。所以不要认为我吃了两个月的氯沙坦（科素亚），换一个氨氯地平（络活喜），过两个月我再换一个吲哒帕胺（寿比山），觉得这样比较好，实际上这是一个最不聪明的办法。

误区 136. 降压药都不会影响性功能

降压药当然首先要把血压降下来,但也许同时降低了"别的",从医生角度,需要关注某些降压药引起部分高血压患者的性功能减退问题。临床经常发现,部分高血压患者在服用了某些降压药后出现性功能减退,不仅影响个人生活,工作状态也受影响,有些患者对此羞于启齿,男性患者遇到女医生更不好意思说。一次有个 50 岁的男患者,一大早就来到医院,可是一直等到快下班的时候才见医生,就是因为他有这方面的问题,但羞于开口。

事实上,现在可选择的降压药物很多,一些患者假如遇到性功能减退,要敢于跟医生提出,因为可以在医生的帮助下选择其他降压药,从而避免这个问题。另一方面,对 30~50 岁的男性高血压患者,医生更应采取人性化降压,避免出现这个方面的不良反应。

误区 137. 不断变换药物品种

不少高血压患者,担心经常服用一种降压药物会导致机体产生耐药性,使降压效果下降。其实,这种担忧是多余的,因为降压药物与抗生素不同,久服一般不会产生耐药性。而如果经常更换降压药,则会使药物的作用不易释放。人体对一种药物降压效果有一个适应过程的,一旦起到降压效果,就说明该药物正适合调整某个引起血压升高的环节,如果此时调换了药物,血压就会出现波动。因此,当服用的降压药物能有效地控制血压时,就应坚持服用下去,一般应终身服用,在血压控制后也不应轻易停服,而且使用中不宜频繁更换药物或改变服药剂量。

多数降压药必须服用一段时间后才能出现较为稳定的降压作

用。有些人吃一次或几次降压药未见效果，便马上换药，或随意加品种、加量。这是错误的，这样服药不但血压控制不好，还会引起许多不良反应。

有的患者急性子，希望药到病除，服药一两天后，如果血压未降至正常 便要求换药，或另找医生、医院。考虑到个人体质差异，药物敏感度不一样，医生一般要求患者服药时从小剂量开始、从单药开始，所以，血中的药物浓度要达到有效维持降压时，需要 1～3 周。临床服药 4 周后，如果无效才可考虑加量或换药。

"不要老是吃同样药物，以免失效。"具有这样观点的患者常主动地不断变换降压药物的品种。其实这是不对的。选择某些降压药物，获得满意效果后应继续坚持服用，一般不会失效，如有血压波动情况发生，应该寻找其他原因，包括感冒、发热、情绪波动、熬夜、过度劳累等都可导致血压波动。

用了一种降压药，疗效满意，没有不良反应，就不应该调换。只有该药疗效不佳或出现不良反应，才应该换药或者加服另一种降压药，但这一切都要遵医嘱。另外，每个人对药物的适应性各不相同，一个人服用效果好的药不一定适合另一个人，不要因为他人"感觉某药效果好"而跟风换药。

高血压病患者有一个共同特点，往往开始服用药品后效果不明显，就频繁换药而且使用周期越来越短，以至于性情日趋急躁，高血压患者面对的是顽固慢性疾病，治疗中必须按疗程服用，还要在专家的指导下调整剂量。

误区 138. 用药不规律，断续治疗

有不少患者不按照医生的指导用药，而是自作主张，换来换去，结果导致血压大幅波动，长期得不到有效控制。究其原因，有的是降

压心切,要立竿见影,服药 3 天效果不明显就换药;有的是服药后有不良反应,害怕不良反应;也有的是受周围高血压患者的影响,如前面说的,别人吃什么药自己也盲目跟着吃。其实任何药治病都有一个过程,有的降压药如普利类作用比较温和,从服药到理想平稳控制血压一般要 1～2 周的时间,在此期间不要来回换药。有时候血压控制不理想不一定是药不对,也可能是剂量不对,可以在医生指导下对药物的品种和剂量进行调整,千万不可自作主张来回换药。

高血压是终生疾病。目前对高血压,尚无彻底根治办法,需长期规律服用降压药来控制血压。但有的患者服药,三天打鱼两天晒网,极不规律。常是在感到不舒服时才去量量血压,如果高了就服点药,症状轻了,自己就把药停了,甚至以为完全康复了,连血压也不再复查。他们根本不懂"血压是量出来的而不是感觉出来的"这个道理。有的人甚至因工作忙而"无暇"就诊。有的高血压患者,经服药后血压"正常"了,怕血压再继续下降,就擅自停药,有的则因服药后稍有不良反应就停止治疗,或有的因经济拮据而被迫中断用药,只是在觉得身体实在熬不住时才去找医生……这样断续治疗,量量、高高、吃吃、停停、又高高……使血压长期处于大幅度波动之中,长此下去,必然会对心脑肾造成不同程度的损害。所以,确诊高血压的患者要持续用药,血压正常后继续服用维持量,不会使已正常的血压再下降,而是防止血压反弹。

高血压是目前全世界公认的引发脑中风的首要危险因素。血压越高以及高血压持续的时间越长,脑中风发生的可能性就越高。很多患者往往在治疗期间感到症状减轻或者消失,就自作主张间断用药,其实这样的服药方法很不好,会造成血压忽高忽低,使血压得不到长期控制。高血压病因复杂,至今无法根治,只能对症降压治疗,因此必须终身治疗。如果服降压药后血压降至正常水平,只能说明此时选用的降压药和服用的剂量基本合适,使血压得到控制,并不能说明高血压病已得到治愈或心、脑、肾血管受累发生的病变已恢复正常，所以仍应坚持治疗。当然，在血压平稳一个阶段后，可以在医生的指导下适当减少药量。从目前情况来看，多数高血压病患者需持之以恒终生用药。

误区 139. 突然停用降压药

长期服用降压药的高血压患者，如果突然停药，可使血压反跳而引起一系列反应，临床称为降血压停药综合征。主要表现为血压突然升高，引起头昏、头痛、乏力、出汗等一系列症状，有的患者还可因血压骤升并发心血管痉挛、心肌梗死或脑血管意外而危及生命。这是由于部分降压药长期服用后使机体对其产生依赖性，一旦突然停药而出现的反跳现象。故长期服用降压药的患者切忌突然停药，而应逐渐减少药量，平衡过渡，以保证安全。

在降压药物中有些药物不能突然停止使用。如在降压药物中有一大类属于洛尔类药，临床上常用的有氨酸心安和美托洛尔（倍他乐克）等，这些药物就属于不能突然停用的药物。这些药物如果突然停止使用会因大量代偿增生的 β 受体引起交感神经兴奋性极度增强，从而导致血压突然升高，心率加快，心肌耗氧量增加和心律失常发生。如果同时合并冠心病，这种突然停药尤其危险，甚至可诱发急性心肌梗死或猝死，因此，如果要考虑停用洛尔类药，则应逐渐减量，直到完全撤除。

不能突然停止使用的另外一类降压药属于中枢性交感神经抑制剂，常用的药物有可乐定、甲基多巴等。如果长期应用后突然停用，即可出现所谓的反跳现象。临床上表现为血压升高、神经过敏、焦虑、不安、震颤、恶心、出汗、失眠、心率加快，出现快速性心律失常等。严重者可发生急性心肌梗死、高血压脑病，甚至猝死。

因此在停用上述药物时,应在医生指导下进行,逐渐减量,慢慢停用。

误区 140. 服降压药头晕就停药了

临床中有许多患者感觉平时不头晕,吃了降压药反而头晕,所以就不服药了。其实,这是因为患者突然服降压药,把血压降得太低或过快而引起脑供血不足,导致的大脑缺氧、头晕。

有的高血压病患者由于长期高血压病,开始可能头晕不适,时间长了,就慢慢适应了,但是有些高血压病患者由于平时服药不规则,血压波动大,或者虽然坚持服药,但不能有效控制血压,导致脑供血不足,引起缺氧、头晕。当然,某些降压药如美托洛尔(倍他乐克)、可乐定、复方降压片(主要成分为利血平),患者服后会出现头晕。所以,高血压病患者出现头晕的症状,一定要看医生。

误区 141. 无头晕、头痛等不适,自认为高血压好转而停药

大多数高血压患者没有明显的不适感,只有在血压非常高时才会有头晕、头痛等症状。有些患者认为没有症状血压高一点没关系,或高血压已好转,因此擅自停服降压药。

事实上,高血压所带来的风险大多是在没有任何临床症状下发生的。平时即使没有任何症状,患者也不可随意停药,而应定期在家中测量血压,根据所测得的血压水平,与诊治医生进行讨论,再由医生决定是否需要调整降压药的剂量或停药。

误区 142. 服用后出现干咳、乏力、水肿等不适而停药

有些高血压患者在服用降压药后,出现明显的不良反应,如服用

普利类药后出现刺激性干咳,服用沙坦类药后出现腹泻等肠道功能紊乱现象。尽管在推荐剂量范围内,这些不良反应通常少见且不严重,但有些患者仍有可能变现为不可耐受而不得不停药。

患者服用降压药出现不良反应,应在诊治医生指导下减少导致不良反应发生的药物剂量,或停服这些药物,换成其他种类的降压药。如果这些不良反应不十分严重,患者应尽可能坚持服药,有些不适感会在用药一段时间后明显缓解,甚至消失。

误区 143. 担心血压降得过低,自行减药或停药

受传统高血压防治观念的影响,担心血压会因此降得过低,担心心、脑、肾供血不利,引起这些器官供血不足而诱发相应并发症。心血管病危险与血压之间的相关呈连续性,在正常血压范围内并无最低阈值。大量研究表明,经降压治疗后,在患者能耐受的前提下,血压水平降低,危险亦降低得越多。降压目标:普通高血压患者血压降至<140/90 毫米汞柱,年轻人或糖尿病及肾病患者降至<130/80 毫米汞柱,老年人收缩压降至<150 毫米汞柱,如能耐受,还可进一步降低。

一般来说,降压药减量应该遵循的最基本的原则是:维持血压在一个合适的水平至少一年以上的时间,并能坚持进行上述限盐、运动及控制体重等措施者。在此原则下,可以谨慎地酌情减少降压药的种类和服用量。用药种类较多或剂量较大者,应该分阶段逐渐减量,以防止血压出现反弹而增加进一步治疗的困难。

对于高血压病患者,如果血压长期(>3 个月)控制在<130/85 毫米汞柱的水平,可尝试逐步降低药物剂量或减少用药种类,如 3 次/日改为 2 次/日,或每次剂量减少 1/4 到 1/3,或三种药物减为两种甚至一种。但减药期间要做好两件事:一是密切监测血压变化,每

天早晚测量血压,如血压回升要恢复以前治疗。二是严格进行生活方式调整,避免诱发血压升高的因素,例如控制饮食、适当进行体力活动、限制钠盐摄入、减肥、按时作息、避免过度劳累、戒烟限酒等。适量减药后如血压控制良好,就可进入维持用药阶段,但绝不可一减再减,希望停用降压药更是不现实的。

误区 144. 根据血压正常与否决定停药

这种不正确的服药方法会导致血压经常处于升高——降低——升高的不正常状态。血压长期处于这种不正常的波动状态,会严重地损害心、脑、肾等脏器的功能。

确定高血压后,临床上最重要的检查步骤是寻找高血压的病因。在绝大多数患者中,高血压病因不明,称为原发性高血压,即高血压病。大约有 5% 的患者,血压升高是某些疾病的一种表现,称为继发性高血压。对这类患者的治疗更重要的是针对相关的原发疾病,而不仅仅是针对血压高这一症状。有些如肾炎、肾动脉狭窄、精神紧张等引起的高血压,病因清楚,如果治疗措施恰当,去除病因后短时间服药,当血压降至正常范围后,可以停药。但是,大多数高血压病因并不清楚,药物治疗是"治标不治本",所以不能停药。为防止引起低血压,患者可以在医生的指导下尝试减少服药次数或服药剂量。

"是药三分毒"这一观念对高血压人群的影响太深,患者总是认为,能不服药就最好不服药。所以,患者在服用降压药物治疗一段时间后,血压一旦降至正常,即自行停药,停药后血压又升高,便再次使用药物降压。这样不仅达不到治疗效果,而且由于血压的大幅度波动,会更容易引起心、脑、肾发生严重并发症,如脑出血等。事实上高血压是一种慢性病,只有长期坚持服药,将血压稳定地控制在合适的水平才能有效减少其危害。

　　降压的主要目的是为了降低与高血压密切相关的心、脑、肾等器官的发病危险，甚至逆转早期的靶器官功能损害，而不仅仅是减轻不舒服的症状。因此应该根据监测的血压水平来决定降压药的服药方法和剂量，不规则地服用降压药导致血压波动过大，反而会引起一些不良的后果。高血压患者无论是否有不适症状，均需要控制血压。根据血压情况在医生指导下调整用药方案。

　　目前的降压药物是治标不治本，即只能控制血压，但不能彻底根治，所以降压治疗应无限期，这也是一个准则。有资料证明，高血压患者如停止服药，其血压早晚会回到治疗前的水平。血压降到正常，只能说明药物的效果，不能说明高血压已被治愈。高血压通常需要终身坚持服药。血压稳定地正常以后，有时在严密观察下可以谨慎地小量减药，但不宜停药。否则，多数情况下血压会反弹。

　　一般说来，长期使用两种以上降压药者，血压已降至正常，如果减药太快或突然停药，则容易引起血压反跳涨，血压涨得高的多在停药36～72小时出现心慌、头痛、恶心等一系列症状。这主要由血压升高及交感神经兴奋引起，称为停药综合征。

知识窗

　　　高血压病患者在有经验的医生指导下减药或停药的正确做法是：当患者服药后出现血压下降时，可采用维持量继续服药，或在医生的指导下对所服的药物进行调整，可以增减药物的种类或服药的剂量，但不能随意停药。

　　高血压病什么时候可以停药呢？通常只有在使用小量降压药能使血压维持正常水平1年以上的患者，才能试停药。如血压不再回升,可以停药。以后,定期复查血压,如血压一直稳定在正常范围时可不必服药,若血压又开始升高则应继续用药。但是,实际上,高血压病经过治疗使血压恢复正常以后再不必服药者只有少数人。

误区 145. 擅自停用降压药

高血压患者往往都有嫌长期服药太麻烦的心理,还有一部分人担心降压药的不良反应,所以他们常常凭主观感觉自行停药、服药。一些人只在出现头昏、头痛症状时服药,感觉一好就立刻停药。其实,高血压患者的自觉症状个体差异很大。有些人血压不是很高,自觉症状却很重;而有极少数人血压已相当高了,症状不明显或根本没症状。

所以千万不能凭自我感觉服药,否则长期血压过高会损害心、脑、肾等重要器官的功能。服用降压药的剂量和种类主要取决于高血压的分级。所以,应根据医嘱服药,千万不能擅自做决定。

当治疗一段时期后,血压控制得较为满意时,可在医生的指导下逐渐减小至维持剂量。高血压是一种慢性疾病,需长期服药。严格地说,1、2级高血压很难治愈,服降压药只是治其标。也就是说,服药只是把血压降低了,而疾病本身并未治愈,所以一旦停药,血压又会升高。

误区 146. 感冒后可停用降压药

有些患者在患了感冒后会发现自己的血压有升高或降低的现象,因此就对患病期间是否服降压药感到迷茫。人体患感冒时血压客观上就会有升高或降低的现象,因人而异,这和药物本身无关。此时可以仔细测量血压,针对个人血压的变化来调整加减药物量。但千万不要贸然停药,因为人体在感冒发烧时抵抗力弱,如果血压状况不佳,更容易诱发脑梗死和脑出血等意外。

误区 147. 自认为夏天血压降低,可以停药

一般情况下,血压也会随季节发生变化,夏季天气炎热,血管扩张,血压也会比平时低,这时降压药的量可以适当减小;反之,冬天应适量增加。

夏天天气炎热,有些患者即使不服降压药,血压水平也比冬春季节低一些,甚至有的患者可能血压明显低于 140/90 毫米汞柱。这些患者每到夏天,就"主动"停服降压药。

要知道只能长期控制,如果停服降压药,血压又要再升高,这样反复升降最终将导致病情恶化。正确的做法是当血压降到正常范围后,寻找一个维持量长期坚持服用下去,必要时可在医生指导下调整用药方案,但不可以轻易停服降压药。夏天血管容易扩张,有些患者的血压比较容易控制,但这些患者还是需要服降压药的。如果不监测血压情况,就在夏天盲目减药或停药是错误的。绝大多数的高血压患者需要长期服药才能将血压控制在满意的范围内,不能轻易地自行停服降压药。同时,平时还需要改变不良生活方式。

总之,夏天能停药或减药者只适用于部分患者,而且限于在严密观察下小量谨慎地试探性减药,停药往往是不妥的。

高血压中医药治疗误区

误区 148. 趁着病轻,给服些作用相对较弱的中成药就行了

实际上,只要明确诊断为高血压,就应该采用有效的药物进行平稳的血压控制,如果只用效果相对弱的中成药,则不能将血压控制得很好。

患者也不用担心无药可吃,目前治疗高血压的药物有很多种类可供医生选择。无论哪类药物,有效地降低血压是降压治疗给患者带来益处的最主要途径。

对不同的人群,尤其是合并心、脑、肾、糖尿病等疾病时,某些种类的药物可能有更多的益处,这些均需要专业医生的指导。

误区 149. 中医药不能降血压

持这种观点的大都是受西医学的影响。认为西医降血压起效快,中药不能把血压降下来,所以用中药无效。这种看法是不正确的。中医学认为,同其他疾病一样,高血压也是由于人体阴阳气血的平衡状态被打破,导致了阴阳的偏盛偏衰。中药治疗是根据每个不同个体的特殊情况,进行辨证论治,治疗的目的不是降血压,而是调节人体的阴阳平衡,阴阳平衡了,气血运行能够正常,血压自然会降下来。

误区 150. 中药比西药安全

有些人比较信中医,看中医吃中药,主要就是认为中药不良反应少,西药不良反应大,从而不愿意长期服用西药。这个观点需要纠正。既然是药都有不良反应,因中药的不良反应而造成致残、致死的情况也有报道。我们提倡吃有科学验证有效和安全的药物。目前全世界广泛使用的六大类降压药,通过多年的临床观察,证实是安全有效的。

误区 151. 中药治疗无不良反应

有人说中药治疗高血压无不良反应。其实这是对中药的一种误解。关键是中药治疗高血压是根据个体差异进行辨证论治的,辩证恰当,不良反应自然就少,辩证不当,一样有不良反应,所以,高血压患者看中医应尽量到正规医院,找那些年资较高的,对高血压研究较深的中医进行辨证论治,才能效果明显,不良反应少。

误区 152. 相信中药治本

有些人过分听信广告宣传,认为中药治本,只服中药。殊不知近年一些治高血压的中药胶囊制剂里均掺进了一定成分的西药,药停后,血压还会反跳的。中医中药应当是辨证施治的。高血压也应分型辨证治疗,才能有效。经中医治疗后,还应用西药降压来维持巩固疗效,才能防止出现并发症。特别提出常用的四种中药复方制剂:"复方降压片"含的西药成分:利血平、氢氯噻嗪、双肼屈嗪、异丙嗪。"珍菊降压片"含的西药成分:可乐定、氢氯噻嗪。"北京降压0号片"

含的西药成分：利血平、氢氯噻嗪、双肼屈嗪、氨苯蝶啶。"复方罗布麻片"，含的西药成分：双肼屈嗪、胍乙啶、氢氯噻嗪。值得注意的是，复方罗布麻片及珍菊降压片虽然内含少量中药成分，但仅起辅助作用，如珍菊降压片中的珍珠层、野菊花可减轻可乐定口干及头晕不良反应。因此，它们不属于中成药的降压药，降压作用主要依靠西药成分起作用。此类药物均含有氢氯噻嗪，高血压伴糖尿病或糖耐量减退、血脂异常者慎用。中老年人服用含利血平为主要成分的复方降压片及北京降压 0 号降压片，需注意精神症状，若有抑郁症状，应立即停药，以免发生意外。老年人，尤其合并糖尿病时，由于神经调节功能差，易发生体位性低血压，服含胍乙啶的复方罗布麻片后易发生起床直立后低血压而摔倒，因此要慎用。有胃炎、胃溃疡者不宜服复方降压片，以免发生消化道出血。

误区 153. 中医治疗高血压不能用补法

中医是讲究辨证论治的，高血压在中医可分为肝阳上亢、气血不足、肝肾阴亏、痰浊内阻等。如果属于肝阳上亢者，当然不能用补气药，而是用滋阴或平肝药，如果属于气虚者，必须使用补气药才能见效。我们临床发现，老年高血压患者大多属于气虚型，有许多还常兼有痰浊，我们用大剂量补气药，或者补气与化痰药同用，常可收到满意效果，有些甚至已经停用西药降压药治疗，血压十分稳定。当然，高血压患者是不是气虚型，还是要找中医看过才能确定，不要自己盲目使用补气药治疗。

误区 154. 保心丸等"降压药"对心血管有益的药都能降压

保心丸等药物虽然对于心血管病的防治有一定益处，却并不是具有确切降压作用的药物。高血压患者如果将这些药物当做降压药服用,十分危险。没有确切作用的药,即便很常用,也不能当做降压药用。要在医生的指导下选用降压药。

误区 155. 中药降血压永不反弹

经常有广告说中药降血压永不反弹。所谓永不反弹,是指永远不会再有血压升高。这也是不科学的。我们知道,引起血压升高的原因有很多,如情绪、睡眠、生活环境、工作性质、生存压力、不良生活习惯、遗传等,任何一种不良刺激都可能使血压升高。但有研究发现,血压降下来后继续用中药维持治疗,再加上改善生活方式等,确实能使血压平稳,反弹较少。

高血压治疗目标的误区

误区156. 高血压是一种顽固病，血压降不下来

常常碰到这样的患者，老是抱怨："我高血压已经好几年了，一直看，可是老是降不下来。真是顽固啊。"很多患者觉得，自己得的是顽固性高血压，没法控制，非常泄气，有的干脆听之任之了。这种想法到底对不对呢？

先要搞清楚什么叫"顽固性高血压"。我们说，服全剂量的2种或3种以上的不同作用机理（必须包括利尿剂）的降压药物，血压仍然≥140/90毫米汞柱，这种叫做顽固性高血压。欧洲对1、2级度高血压患者进行了一个国际性的高血压最佳治疗研究。它是对1.8万名1、2级高血压患者进行全程治疗、随访，一种药不行，用两种药，一直用到4种药，发现血压真正降不下来的大约是7%。可见，真的顽固性高血压患者只是极少数人。

那么为什么一些高血压会那么"顽固"？其实大约50%～70%的"顽固性高血压"患者并没有听从医嘱，而是吃吃停停，三天打鱼两天晒网。医生说一天吃3次药，他偷工减料只吃一次，看看血压正常就不吃了，等到头晕了再服药，"临时抱佛脚"。

高血压是一种慢性病，所以患者和医生之间更要有良好的沟通，密切配合。医生开出了药以后，要有一段观察时间，观察剂量是不是对头，疗效有没有到位，这需要几周甚至几个月的时间。如果患者不配合，没有长期性，动不动就换一家医院，重新看病，这是非常不利于治疗的。

误区 157. 将降压值简单量化为正常血压值,忽视个体化降压

心血管危险(即一段时间内发生心血管病的几率)与血压之间的相关呈连续性,即虽然血压低于 140/90 毫米汞柱,但若其血压长期处于正常高值,总的心血管事件发病的相对危险也因而增大。大量的研究表明,经降压治疗后,在患者可以耐受的前提下,血压降得越低,发生心血管疾病的危险亦降得越低,即"越低越好"(相对而言)。但前提必须是依据患者的年龄、脏器功能及有否临床不可逆的危险因素,如糖尿病等,将血压降至适当水平。值得注意的是,老年患者、脑中风早期患者的血压不宜降得太低。依据中国高血压防治指南,所有高血压患者的血压均应严格控制在 140/90 毫米汞柱以下,如果患者能耐受,还应降至更低;对于伴有糖尿病以及具有高度危险或极高度危险的高血压患者,目标血压应控制在 130/80 毫米汞柱以下;老年高血压患者的收缩压应以控制在 150 毫米汞柱以下为其目标值,如能耐受,还可进一步降低。

误区 158. 各年龄段的降压目标都是 140/90 毫米汞柱

在临床上,大多数老年人均有不同程度的动脉硬化。稍高的血压有利于他们心、脑、肾等脏器的血液供应。如果不顾及患者的年龄及自身的情况,而一味地要求将血压降至正常水平,势必会影响患者的健康。正确的做法:要根据患者的年龄及心、脑、肾等脏器的功能情况,将其血压降至适当的水平。特别是老年人,不可使他们的血压降得过低。

有研究表明,与血压<110/75 毫米汞柱比较,血压 140/90 毫米汞柱,心血管发病危险就会增加 2 倍。把降压目标值定为 140/90 毫

米汞柱,无疑是一个误解。迄今为止,仍有不少人更认为140/90毫米汞柱是一个正常水平的血压值。其实血压140/90毫米汞柱就已经达到了高血压的诊断标准。

事实上各个患者的年龄、脏器功能情况有所不同,降压目标值是有所不同的,越是有并发症的人群,血压的达标值也越严格。

由此可见,不同人群、不同年龄的血压达标值不同,血压究竟降至多少为宜,因人而异,应听从医生建议。

误区 159. 心脑肾功能损害的患者也能将血压降得太低

过去曾经认为,心脑肾功能已经存在损伤的患者,血压应该高一点以便维持该脏器的血液供应,降低血压会加重缺血。当前的观点认为,对于心脑肾靶器官业已受损的高血压和糖尿病患者更加需要积极降压,以便保护业已受损的器官,避免因血压增高而进一步恶化。

误区 160. 降压不达标也无所谓

(1)世界公认降压目标为140/90毫米汞柱:高血压患者的降压目标应为140/90毫米汞柱或更低,这是世界公认的。但是近来的调查研究表明,虽然大多数医生知道高血压患者的目标血压为140/90毫米汞柱,但超过40%的医生仍满足于仅仅将患者的血压降到"可以接受的水平",而不是完全降到目标血压。流行病学资料也显示,目前世界上10亿高血压患者中有50%~70%血压高于这个目标。

(2)血压越高,危险性越大。高血压病最主要的危害是会发生心、脑、肾并发症,长期未经良好控制的高血压,会引起脑中风、冠心病、心力衰竭、肾损害等一系列病变。高血压病属于一种慢性病,因此需要长期耐心而积极的治疗,主要目的是把动脉血压降低到目标水平,以控制并减少与血压升高有关的心、脑、肾和周围血管等靶器官损害。

大量的资料表明,血压越高,心肌梗死、脑中风及心力衰竭的发生率越高。有研究显示收缩压每升高 10 毫米汞柱,脑中风发病的相对危险增加 49%;舒张压每升高 5 毫米汞柱,脑中风发病的相对危险增加 46%。血压每升高 20/10 毫米汞柱,因心血管疾病死亡的风险就增加一倍。由此可知,那些血压没有达标的患者患冠心病、心力衰竭、脑中风、血管和肾损害的风险非常高。其次由于大多数高血压患者血压轻度升高时多无症状,悄无声息,是一种"无声杀手",因此,目前有数目巨大的血压控制没有达标的高血压患者,自我感觉良好,实际上已经处于十分危险的境地。

(3)达标可使脑中风、心脏病、肾衰竭、失明、动脉瘤发病率大大下降:在临床上,有效控制高血压,可预防或减少心脑血管事件。据估计,若使血压平均下降 5~6 毫米汞柱,就可使冠心病减少 16%,脑中风减少 38%。国内大规模降压临床研究表明,高血压患者收缩压每降低 10 毫米汞柱,舒张压每降低 5 毫米汞柱,脑中风发病的相对危险减少 40%。

近年来的大量临床对照试验结果还表明,通过降压药物或非药物治疗使血压降至正常,除可减少高血压患者脑中风的发生率和死亡率外,防止和纠正恶性高血压,也能降低主动脉夹层的病死率。故把自己的血压全天降到既定的理想水平,这才是高血压患者所追求的最终目标。

(4)降压达标是心脑双重保护的基础。降压达标是心脑双重保护的基础,除了预防动脉粥样硬化外,脑中风患者还要对高血压进行积极干预。高血压是脑中风最主要的独立危险因素,据统计,70%~80%脑中风患者都有高血压或高血压病史。即使平时无明显症状的高血压,其发生脑中风的机会也比正常人高4倍。此外,血压每升高20/10毫米汞柱,心血管疾病发病的危险性即增高一倍。

减少脑中风和心血管疾病发生,进行心脑的"双重保护",均要以降压治疗为基础。有研究证实,65~74岁老年高血压治疗后,脑中风发生率及死亡率均减少25%。另有研究结果显示,血压降低10/5毫米汞柱则大血管病变降低34%。

(5)降压达标是硬道理。目前大量的医学实践告诉我们:降压是个硬道理。只要将血压控制在目标水平之内,就能减少心脑血管并发症的发生。高血压的治疗要考虑到每个人的自身特点,选择适合自己的药物。只要坚持治疗,就一定能使您的血压得到有效的控制。

误区 161. 只求减轻症状,忽视治疗"达标"

有的患者血压很高,开始降到正常时可能反而感觉头晕。就自己定了个感觉舒服时的血压为"标准血压",这种血压往往多在150/95毫米汞柱左右。其实,这时的血压仍在对你的靶器官产生损害,因此,降压不能随随便便,应该严格按照标准来降压。

不少患者认为只要将头痛、头昏等常见症状控制便达到了目的而自行中止服药,到症状复发又不得不重新开始治疗,这种"头痛医头,脚痛医脚"、"三天打鱼两天晒网"的随意服药方式,只会使血压大幅度波动,症状反复病情加重。特别提醒患者注意,高血压病的病因不明,长期坚持服药方能防止其恶化与发展。现医学要求达到"目标血压"为务必稳定且降至135/85毫米汞柱以下,糖尿病患者的高血压病降至120/80毫米汞柱左右。只有这样才能最大限度地减少和避免脑中风、冠心病以及肾功能不全等严重的并发症。有的患者担心长期服药会产生"耐药性",增加不良反应,更害怕一开始就用好药,以后病情恶化"无药可治"了。其实都是多余的顾虑,现在推荐应用的一线降压药物多达数十种,这些药物都能长期应用而保持良好效果;且每年还有许多新药问世,为病情不同的广大患者提供了战胜疾病的优良武器。

误区 162. 降压治疗的达标标准不需要因人而异

一般认为,在青年、中年或糖尿病患者中,宜将血压降到小于130/85 毫米汞柱的理想或正常血压范围内;对老年患者,血压至少应降到小于 140/90 毫米汞柱的正常高值血压范围内。

(1)脑中风:《高血压防治指南》中对脑中风人群的降压治疗同样提出了更高的要求,主张将既往有脑血管病史患者的血压降低至140/90 毫米汞柱以下甚至更低。

然而,由于其特殊的病理生理机制与临床特点,脑中风急性期的降压治疗应更为谨慎。急性脑中风时,尤其是发病一周以内,血浆皮质醇和儿茶酚胺水平明显升高,患者出现颅内压增高、脑缺氧、疼痛及精神紧张等,并由此引起反射性血压升高。此时机体本身会对这一系列的变化作出生理反应与调整。如果在这一阶段过多的降低血压,有可能加重脑组织缺血、缺氧,不利于病情恢复甚至引起更为严重的后果。因此,除非血压严重升高(超过 180/105 毫米汞柱),应暂时停用降压药物。一般认为,急性脑梗死发病一周以内时,血压维持在 160~180/90~105 毫米汞柱之间最为适宜。如血压严重升高,应选用一些作用较弱的降压药物,使血压平稳缓慢的降低。

与缺血性脑中风相比,出血性脑中风的降压治疗更为复杂:血压过高会导致再次出血或活动性出血,血压过低又会加重脑缺血。对这类患者,现认为将血压维持在脑出血前水平或略高更为稳妥。血压过高时,可在降低颅内压的前提下慎重选用一些作用较为平和的降压药物,使血压平稳缓慢的降低。一般 2 小时内血压降低不多于

25%。血压降低过快、过多均可能会对病情造成不利影响。急性脑出血时血压维持在 150~160/90~100 毫米汞柱为宜。

无论脑出血还是脑梗死，一旦病情恢复稳定，均应逐步恢复降压治疗，并将血压控制在 140/90 毫米汞柱以下。

（2）糖尿病：著名的英国糖尿病前瞻性研究（UKPDS）发现，积极的降压治疗比降糖治疗获益更大。虽然一些学者认为该研究采用的降压目标比降糖目标更为严格，其结果仍能有力说明在糖尿病患者中进行积极的降压治疗的重要性。同时，我国的单纯收缩期高血压试验也证实，满意控制血压可使糖尿病总死亡率及心脑血管事件降低 50%~60% 以上。由此可见，合并高血压病的糖尿病患者应成为降压治疗的最重要目标人群之一。

在上述背景下，《高血压防治指南》中为合并高血压病的糖尿病患者提出了更为严格的降压目标，即 130/80 毫米汞柱以下，或患者能够耐受的最低水平。同时还要更加严格的控制血糖，以将其对心脑血管系统的危害性降至最小。

（3）肾功能不全：肾功能损害是高血压病的常见并发症，也是高血压病致死、致残的主要环节之一。高血压病既可直接或间接损害肾脏功能，还可使原有肾脏疾病加重。而肾脏疾病可引起体液调节失衡和血管活性物质代谢障碍，反过来又可加重高血压病，形成一个恶性循环过程。目前尚无充分证据证实降压治疗可减低发生肾衰竭的危险性，但至少可以延缓肾脏损害的发生。

考虑到上述因素，《高血压防治指南》建议在不影响肾脏血液灌注、不使肾功能恶化的前提下，应把血压降至 130/80 毫米汞柱以下。如患者已经存在肾功能损害、或尿蛋白超过 1 克/24 小时，甚至要将血压降到 125/75 毫米汞柱以下。同样，降压药物要尽量选用起效较为缓慢的长效制剂，且注意监测肾功能变化。

误区 163. 老年人的血压比年轻人高,不必严格控制血压

老年人的高血压有一定的特点,其中部分人只是收缩压升高,而舒张压是不升高的,被称为单纯性收缩期高血压。无论是单纯收缩压升高还是收缩压和舒张压都升高的老年高血压患者,积极控制血压对降低其心脑血管疾病的发病率和死亡率是有益的。而且,许多老年患者在患高血压的同时还有冠心病、糖尿病、心力衰竭、肾功能不全等疾病,如果血压控制不好,血压就"助纣为虐",使这些疾病对人体的危害大大增加。

老年人接受降压治疗同样受益。需要结合考虑合并的疾病情况选用合适的降压药物。目前国内的主张是老年人收缩压降到 150 毫米汞柱以下。

对有些已经适应长期血压处于较高状态的老年人来说,应该采用比较温和的使血压逐步降低的用药方案,平稳降压,避免短时间内血压降低幅度和波动过大,反而引起患者出现不适症状。对单纯收缩压升高的患者,需要密切随访血压,注意避免舒张压过低。

误区 164. 把血压降至正常理想水平求降心切

老年人(指 60 岁以上者),均有不同程度的动脉硬化(主要指心、脑、肾),稍偏高一点的血压,有利于脏器的血液供应,如果不顾年龄及患者的自身情况,而一味要求降压到正常水平,反而得不偿失。血压究竟降至多少为宜,应因人而异,不可一律追求正常血压值。

一些老年高血压患者治病心切,常常擅自加倍服药或数药并用,致使数天内血压大幅度下降。降压过快可导致大脑供血不足引发脑梗死等严重后果。

要求把增高的血压迅速降至正常理想水平是不现实的,而且是有害的,特别是血压在 180 毫米汞柱以上的高血压患者。因为机体已经适应了高水平血压,假如下降太快,会造成机体不适应反而出现新的症状,脏器供血会受到损害。治疗应该从小剂量降压药起步,使血压缓慢平稳下降,让机体得到新的适应和平衡,才是合理的。其实有些降压药效果,也不是立即发生的,需要耐心。当然有一种例外,那就是只有急性高血压患者(包括伴有急性靶器官损伤的高血压危象、高血压脑病等急症高血压患者)才需要住院尽快地将突然急剧增高的血压控制。

误区 165. 血压不能降得"太低"了

有好多患者说,"我不怕血压高,就怕血压低","只要低于 140/90 毫米汞柱就可以了,太低了会有危险"。还有的人说"我的血压不要降得太低了,血压原来有 160/100 毫米汞柱以上,怎么一服药降到 120/80 毫米汞柱、110/70 毫米汞柱了,把我吓坏了,不行了,再降下去就危险了"。这些认识在高血压患者中比较普遍存在,但实际上情况并不是这样的。

国外对 100 万高血压患者分 50～59 岁,60～69 岁,70～79 岁,80～89 岁的不同年龄组进行的一个汇总分析,试图找出心脑血管、中风事件的发生率与高血压升高程度的关系。结果发现,年龄越大的人越容易发生心脑血管、中风事件,这是必然的。年龄大的人血管脆,即使没有高血压,血管也会逐步随着年龄的增长而老化,但是老化程度跟血压变化的关系更加密切。随着血压的升高,中风、心脑血管事件的发生率都呈直线上升。反之,随着血压的下降,中风的发病率直线下降。而收缩压每升高 20 毫米汞柱,舒张压每升高 10 毫米汞柱,它的危险性就翻了一番。舒张压到 75 毫米汞柱的时候是非常关键的一点,血压越高中风的就越多。冠心病和血压的关系也是这样。最后得出结论,115/75毫米汞柱是一个比较安全的点。

只有下列情况血压不要降得太低:①老年人单纯收缩压升高。脉压大的话,容易舒张压过低造成供血不好。②患过出血性或缺血性中风的患者。已经得过脑梗死了,再把血压降得低于120/80或110/70毫米汞柱,甚至更低,危险性就增大了。由于血压多有日间较夜间高的昼夜节律关系,晚上睡觉血压更低了,血流减慢,再加上本身脑动脉硬化,第二天起床以后脑中风又复发了。所以,发生过脑梗死的患者一定要保护好自己的血压,家里常备血压计检查,血压不能太高,高了容易发生血管硬化或破裂而中风;血压也不能太低,低了也容易由于硬化的血管堵塞引起中风。③已经发生过冠心病、心肌梗死的。如果把血压降得太低,尤其是舒张压降得太低,冠脉供血更不好。

除了这三种人血压水平不能降得太低以外,其他人还是血压降得低一点好。尤其是高血压合并糖尿病、血脂异常的患者。有的糖尿病专家认为血压降低没有限度,低到站起来不觉得头晕为止。所以糖尿病合并高血压的患者要注意,不要怕血压降得太低。

误区166. 降压达标没有良好的措施

(1)设定降压目标:应全面考虑到患者所合并的其他疾病等因素,确定理想的降压目标,患者自身也应熟知自己的降压目标水平。

(2)加强医患配合:医患双方都必须认识到增加患者相关知识的必要性,这样患者才能与医生一起共同为达到目标血压而努力。

(3)调整降压速度:在治疗早期以收缩压160毫米汞柱以下、舒张压100毫米汞柱以下为妥,其后经过数月可逐渐使血压降至目标水平。保持血压稳定十分重要。忌突然换药或忽服忽停,避免因血压大幅度波动导致意外。

(4)选择长效药物:尽量选用起效较为缓慢每日一次的长效制剂,尤其是一些半衰期较长的药物,要从小剂量开始。使用长效药物(药效持续24小时)能有效防止靶器官损害。而含服短效硝苯地平会使血压波动大,引起反射性心率加快,交感神经激活,加重心肌缺血。

(5)注意合理配伍如小剂量利尿剂(氢氯噻嗪6.25~12.5毫克,每日一次)是一种最好的治疗"配角"。该药与其他降压药合用,可明显提高降压疗效。洛尔类价格便宜,安全,也可作为较好"配角"。其好处有:①可减少每种药物的剂量,减少相应不良反应。有些药物配伍后还有协同增效作用。②服用方便、效果好、价廉、顺从性好。

(6)定期监测血压:各种电子血压计应该与水银柱式血压计校准,废止在肘关节以下的部位测血压。早晨服药前的血压可反映24小时平稳血压水平。24小时动态血压监测有利于了解患者全天血压变化情况。高血压患者应定期进行门诊复查,建议城市患者每月一次,农村患者每3个月至少一次。

(7)改变生活方式:世界卫生组织提倡每人每天平均食盐摄入量不超过6克。高血压患者要适量运动,戒烟限酒,保持心理健康。

误区 167. 血压降得越快、越低越好、越安全

许多高血压患者认为"高血压既然危害那么大,应该赶快把它降下来,因此血压降得越快才越好"。这些患者总想在一两天内就把血压降下来,如果用药几天后血压未能降至正常水平就更换药物。结果是药物频繁更换,一种药尚未起效前就已换用了另一种药,总是"劳而无功",血压形成波动和不稳定。另外,有些患者喜欢作用较快的短效降压药,而对长效降压药持怀疑态度,总觉得效果来得慢。其实,这些认识都是错误的。

一般来说,60 岁以上的老年人大多数合并有不同程度的动脉硬化。动脉硬化时,血管壁增厚、弹性下降,血管腔变窄,使得局部血液供应减少。在这种情况下,血压稍微偏高有利于心、脑、肾等重要器官的血液供应。如果不顾及患者的年龄等具体情况,盲目地将患者的血压迅速地降至正常,甚至偏低的水平,往往会得不偿失。一方面,会影响上述器官的功能;另一方面,血压降得过快、过低,容易诱发脑血栓的形成。

少数高血压急症,如高血压脑病、高血压危象等,患者血压极高,症状很重,如不迅速将血压降下来,有可能发生危险,这类患者应迅速把血压降下来。一般高血压患者为慢性经过,治疗强调规律性和个体化,且不主张一下子将血压降得过快、过低,应该逐渐降至理想或目标水平,并能在全日 24 小时平稳降压,尽量减少血压的波动。

因此,高血压病的治疗,除了一些特殊情况,如高血压危象,需要迅速将血压降下来以外,一般来说,降压的原则是缓慢、平稳、持久和适度。

误区 168. 只要坚持每天服药就保险了

有的患者说,"我每天都在服药"。医生问他吃什么药,回答说"吃珍菊降压片,每天早上 1 片,我的血压还可以"。问他下午量血压吗? 他说没有量过,医生说那你下午血压肯定高上去了。珍菊降压片是一天吃 3 次的,你怎么能一天只吃 1 次。有的患者已经发生了中风,还不解地问"我这十几年来天天都在服降压药,为什么还发生了中风呢?"医生问他你天天服降压药,是怎么吃的? 血压有没有控制到正常水平? 这些非常重要。不要以为每天闭着眼睛在服药就进了"保险箱"了,血压应该保持在 120/80 毫米汞柱以下。

不少患者虽然有时也测血压,但发现血压不太高,处在"正常"血压——140/90 毫米汞柱左右时,就将降压药一天三次、一次一片减到两次或早上吃一片,而测血压的时间大多在上午,测出血压总是"正常",因此,自我感觉"很好"。

岂知高血压患者全天血压波动性很大,而短效降压药的药性只能维持 4～8 小时,这样到下午或晚间尤其次日早上,血压会上升而得不到控制。血压波动越大,对血管、心脑肾的损伤也越大,即使发现血压升高了,马上恢复原量,一天吃三次,效果往往也不理想。

所以,如何服用降压药一定要在医生指导下,不能自作主张。乱服药,必然会造成血压波动大或血压不能平稳控制。日久会引起动脉硬化、心肌变厚、心功能减退、中风或肾功能不良等心脑血管事件。

高血压的病因很多,如肥胖、摄盐过多、缺乏活动、心理紧张等都是导致高血压发生的危险因素,因此,在选择适当的药物,还要注意劳逸结合,饮食宜少盐低脂,适当参加文体活动,避免情绪激动,保证充足睡眠,肥胖者应减轻体重等。否则就不可能取得理想的治疗效果。

正确的做法是,服药的剂量和次数都要调整好,要把血压降得很稳很平,不能早上降下来了下午又升上去了。

误区 169. 治疗高血压病只顾服药,不顾效果

治疗高血压病的主要目标是不仅要将血压降至正常或理想水平(小于 130/85 毫米汞柱),而且要长期稳定,进而达到最大限度地降低心血管病的病死率和病残率的目的。由于种种原因(如怕麻烦、出差),不定期测量血压,一味"坚持"服药,此为"盲目治疗",会使得血压忽高忽低,或者出现不适感,并且易产生耐药性或副反应。初服药者,可三天测一次;血压稳定后可每 1～2 周测一次。以便根据血压情况,调整药物种类、剂量、服药次数,将血压降至较理想的水平。

还有更多的人,不仅不复查血压,更不去检查血、尿等化验,不讲究实效。全然不顾血压是否控制理想,靶器官有否损害?应该说,这种治疗在某种程度上是徒劳的,很可能导致前功尽弃的结局,即当发生严重并发症时方感到后悔莫及。因此,必须予以纠正。

对于确诊高血压病的患者,为确定治疗方案,应做以下评价:

(1)评价生活方式,确定有无影响预后和对治疗有指导意义的其他心血管危险因素或共存疾病。

(2)查找可确定的高血压病因,除外继发性高血压。

(3)确定是否存在靶器官损害和心血管疾病。

评价手段包括:病史收集、物理检查、常规实验室检查和其他诊断手段。

物理检查包括:正确测定血压,并经对侧上肢血压测定加以确认;检查眼底;计算体重指数(体重千克数除以身高米数的平方),也可测量腰围;听诊颈动脉、腹部动脉和股动脉,注意有无杂音;触诊甲状腺;详细检查心肺;检查腹部,注意有无增大的肾脏、肿块和异常主动脉搏动;检查下肢,注意有无水肿和动脉搏动情况;检查神经系统。

常规实验室检查包括:心电图、尿常规、血糖、红细胞压积、血清钾、肌酐和钙、血脂(低密度脂蛋白、高密度脂蛋白和甘油三酯)。

选择性检查项目:测定尿白蛋白含量或白蛋白/肌酐比。

误区 170. 只注重长期服药,忽视了对血压的定期复查

有些高血压患者注意了坚持不断地服药,但由于怕麻烦或工作紧张就没有坚持定期地测量血压,这样一来就只能按照原先的剂量服药。这样做不仅会使患者的血压忽高忽低,使患者出现不适感,还容易引起药物的不良反应,使患者对正在使用的药物加速产生耐药性。

高血压病患者一旦服药后,必须长期坚持按医嘱服降压药。无论是否有头晕、头痛等症状,当血压控制后可酌情减量维持,切不可擅自停药。否则,血压会再升高,这样反复升降最终导致病情恶化。

有些患者由于长期处于高血压或血压波动较大的情况下,会逐渐适应高血压状态,头晕等症状并不明显,若不借助检测血压指导用药,在某些诱因的促发下,就可发生心、脑、肾等并发症,甚至危及生命。

高血压病是一种慢性病,需要长期服药治疗,但是,药物有没有效果、药量是否合适,不仅要观察症状是否减轻,更科学的方法是每天测量血压。高血压患者每天要至少测量一次血压,每天早晨起床后测量比较准确。

正确的做法:患者在坚持长期服药的同时还要定期测量血压,并按照血压的高低情况随时调整其用药的种类和剂量。

误区 171. 忽视血压监测和记录

在降压治疗过程中,许多患者因各种原因长期不监测自身血压变化,这也是一种误区。这是因为目前的降压原则中十分强调个体化用药。究竟怎样才能达到"个体化",不是简单一句话,而是要做许

多实际工作的,其中一项便是坚持每日或每周定期对血压的监测并记录,以便掌握用药与血压变化的关系,了解需要用多大剂量或怎样地联合用药能使血压稳定在理想水平上,同时有利于医生更为准确指导患者用药。所以,高血压病患者应学会测量血压的正确方法,也可用电子血压计进行监测,做好记录,定期与主治医生联系,以使降压达标率得到提高,用药实现"个体化"。

如何随访和监测接受降压药物治疗的患者?

一旦患者开始接受降压药物治疗,应对之进行系统随访和监测。早期可每日来诊一次,进行药物的调整,直至血压下降达标。对于2级高血压病或有心血管并发症或并存疾病的患者的随访与监测应更为密切。每年至少应测定血清钾或肌酐1~2次。在血压下降达标,血压稳定之后,来门诊随访可每3~6月一次。对于有并存疾病,如糖尿病或并发症,如心力衰竭或需实验室检查的患者可酌情安排随访的计划。应注意同时控制其他心血管疾病危险因素,达到其相应的目标水平,应有力的促使患者戒烟。

误区 172. 在家自我测压没有医院准

不少高血压患者平时自己不测血压,而是每月去看病取药时由诊所医生测一次血压。他们认为自己测压不准,诊所医生测压最准。他们不知在医院这一特殊环境下测量血压时,有的患者会因看到穿白大衣的医生、护士而不由自主地产生紧张,从而使血压升高。而家庭自测血压介于诊所测压及24小时动态血压之间,与动态血压之间无明显差异,而诊所测压与动态血压之间有明显差异。因此,比较准确的是患者在家自我测压。

误区 173. 担心长期服用降压药物会失效

高血压病根据个体情况选择药物和非药物两种治疗方法。

高血压病患者如果血压轻度升高,一般可先进行非药物治疗:适当限制钠盐;戒烟酒;控制体重(减肥);坚持体育运动如跑步、游泳、打太极拳和练气功等;避免脑力过分紧张和情绪激动;保证充足睡眠、做到劳逸结合。

有些人也许通过非药物疗法就能够达到防治效果。对非药物治疗无效的高血压病患者,就应及时给予合理的药物治疗。但是一些人认为,药物用上了又不能轻易停,长期服用药物是否会失效呢?

其实,每种药物都有各自的作用时间,如硝苯地平(心痛定),口服后 20～30 分钟开始发挥降压作用,作用时间可持续 8 小时左右,经体内代谢而失效。因此,必须一天 3 次服药。这类药品是不存在长期服用失效的问题。

误区 174. 担心降压药的不良反应

有一些人认为,药物有许多不良反应,对人体有害,所以坚持不服药或在服药时减轻剂量。这种担心也是多余的。

药物特别是西药虽然有不良反应,但是如果不用药或用药剂量不够,长期下去,必然对心、脑、肾器官造成更大损害,直接威胁生命。

有许多药物不但可降血压而且对心、脑、肾等器官具有保护作用,只要应用得当,对高血压患者的治疗是非常有益的。

误区 175. 血压降至正常就是治愈

临床上有不少高血压患者,经住院或门诊治疗后,血压降至正常范围就自认为治愈了,从而停止治疗。结果没几日又复发,再服药。这样治疗,对身体是非常不利的。目前医学家们推荐患者依据不同病情灵活选药的具体化阶梯治疗方案,即所有药物初用时都应自小剂量开始,待血压下降至预定水平,且稳定一段时间(6个月)后,可减少用药种类、剂量,以最大限度地减轻或消除不良反应,并提高坚持治疗的顺从性。

误区 176. 不知道高血压需要长期,甚至终生服药

有的患者以为高血压经过治疗后可以"痊愈"。完全不知道高血压需要长期,甚至终身治疗。当然,随着对高血压病因与发病机制的研究,已找到一些有效控制血压的办法,但是迄今为止,高血压仍不能彻底根治或治愈。

血压水平是人体神经内分泌调节系统与心脏、血管系统相互作用,综合平衡的结果。当血压升高时会带来严重的心脑血管疾病风险,因此,患者需要长期坚持服药,才能控制血压,降低发生中风、心肌梗死等疾病的风险。

高血压的药物治疗是比较复杂的,需要长期坚持服药。因为经过合理的治疗,血压能够降下来,而且治疗高血压也不只是药物,还有许多方法,比如改变生活方式、保持心情舒畅、工作环境的改善等。经过综合治理,少数高血压患者可以停服西药降压药。只是减药或停药必须在医生的指导下,有计划、按步骤进行,根据血压和症状改善情况,循序渐进。

对于老年人来说,高血压更有可能是一种如影随形的疾病。如果没有重大的并发症,患者不应该一味追求立竿见影的降压效果,降压速度不宜太快,要求缓慢降血压,有的药一周或一个月后才使血压值稳定。

因此,治疗高血压病要持之以恒,即使血压降压正常后仍应坚持用药,虽说降压药不会进一步降低正常血压,却可防止血压回升。大多数患者需终身服药。

 知识窗

高血压是一种需要终生治疗的疾病,治疗过程中会根据患者的具体情况进行药物的调整,有时调整需要一定的时间。部分患者一见到血压久久不能控制,便失去了信心与耐心,干脆停药。骤然停药会使前段时间的治疗前功尽弃,不仅浪费了时间和金钱,还会加速心、脑、肾的损害。

误区 177. 积极治疗高血压也不能达到长寿的目的

大量临床治疗和试验显示,高血压病如能注意自我保健及早进行降压治疗,就能减少高血压病对心、脑、肾器官的损害,与正常人一样也能长寿。那么,怎样自我保健呢?

(1)保持心理健康:现代医学证明,持续的心理紧张和心理冲突会造成精神疲劳,免疫功能降低,直接引起血压波动。所以,心境宁静有利于血压平稳。

(2)合理营养:调整膳食结构,要限盐(5克/天)、补钾、补钙,增加奶及豆制品、蔬菜的摄入量,改变以猪肉为主的动物性食物结构,增加禽类、水产品的摄入量,但要防止过剩和不足。

(3)适度的体育活动:高血压病患者不可不动,但不可剧烈运动,尤其是上了年岁的老人,更不宜参加剧烈、竞技运动。高血压病患者最适宜的运动是每天慢走10分钟。

（4）经常测量血压，定期体格检查：治疗高血压病的药物现有六大类，几十种，可是，迄今没有一种药物能根治高血压病。因此，能有效控制血压在允许范围内的药物就是好药，万万不可盲目求新药、贵药。